營養師的一日三餐減醣餐盤

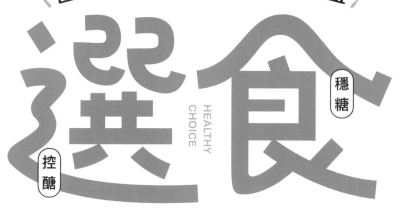

選食

HEALTHY
CHOICE

穩糖

控醣

陳怡婷——著

　　減醣，是一門顯學，也是一門難學。許多人跟隨網路資訊，隨意減醣來控制血糖和體重，但可能會吃錯方式，導致身體危害，飲食還是要讓專業的來才對！怡婷營養師有臨床專業，融合多年經驗，在書中以淺顯易懂的方式寫出減醣的原理與方式，並加入許多菜單與食譜，讓想要減醣的人好好跟隨，是一本不可缺少的減醣聖經！

——好食課執行長、營養師 **林世航**

　　急診常看到急症病人伴隨三高病史，尤其糖尿病這類慢性病大多是造成內科急症的主因，雖然醫療用藥可以控制，但正確的飲食習慣才是改善體質及恢復健康的根本！怡婷營養師以自身臨床經驗完成《選食：營養師的一日三餐減醣餐盤》，提供控制血糖的方法幫助穩糖，很適合糖友及其家人或想要了解糖尿病患者的讀者閱讀，運用正確飲食習慣找回健康人生！

——軍醫局前副局長 **高中錚**

　　充滿簡單又食到恰當的飲食年代不再復返，用美食來滿足的生活小確幸和夜市珍饈的蒐祕，這已然是個美味風潮爆

發的時代。不同以往的飲食習性，帶來滿足口味之外的隱憂，現代人喜好的精緻化餐飲，多油、多糖、高澱粉都可能是形成糖尿病的高風險因子，陳怡婷營養師的《選食：營養師的一日三餐減醣餐盤》，讓人可以真正知道食物特性與糖尿病間的關係，更是透過食材挑選與進食方式的調整，教授正確飲食營養攝取地養成，讓血糖控制從習慣中自然而然做好，外食章節更是教好教滿，讓人在享受美好滋味的同時，可以選得正確、吃得健康。

——高人氣營養師　**高敏敏**

日趨精緻化飲食、食品加工盛行的現代社會，愈來愈多人面臨選食的困難，如何選擇原態食物、減少攝取空熱量食物、養成均衡的飲食習慣，到降低慢性病，如糖尿病等疾病的風險，說起來容易，執行起來則困難。怡婷營養師以豐富的臨床、社區經驗，彙整日常生活中容易遇到的飲食問題，讓大家輕鬆「選食」！

——楊斯涵營養師的美味生活　**楊斯涵**

快節奏的現今社會和蓬勃發展的外送平臺，愈來愈多人因外食而容易引發三高。不健康飲食習慣，靠自己「吃」出一身疾病！《選食：營養師的一日三餐減醣餐盤》就是根據

現代人最缺乏的營養觀念，用淺顯易懂的文字，落實於日常的健康食譜，讓大家透過此書找到適合自己健康控制血糖的方式。誠摯向大家推薦怡婷營養師用心撰寫的新書！

——臨床營養師 **葉若懿**

糖尿病是必須重視的慢性疾病，併發症對個人、家庭和社會都帶來沉重負擔。良好的血糖控制非常重要，除藥物外，飲食尤為關鍵。我認識怡婷營養師多年，是非常專業的營養專家。她在此書中深入論述糖尿病飲食的原則，強調個別化飲食對控制血糖的重要性。不僅有外食選擇策略、解析糖尿病飲食迷思，還提供多款健康食譜，幫助讀者製作低醣美食。這是一本全方位、實用的糖尿病飲食指南，值得所有關心血糖健康的人仔細研讀！

——臺北市立聯合醫院新陳代謝科醫師 **廖國盟**

蔡醫師在門診常被問：「我家鄰居說，糖尿病患者不能吃水果，這是對的嗎？」或者「我在網路上看到，糖尿病只要用某飲食法就會好，這是真的嗎？」奇怪了，與其道聽塗說，還不如多看專業的營養師怎麼說。怡婷營養師的這本書裡，有正確的飲食觀念、便利的外食技巧、常見的謠言破解，以及美味的穩糖料理，相信可以帶給病友實質的幫助。

——內分泌新陳代謝專科醫師 **蔡明劼**

目錄
CONTENTS

1 CHAPTER ▷ 個人化飲食，健康控醣一輩子

▷ 外食穩糖攻略

▷ 破解糖尿病常見迷思

4 CHAPTER ▷ 穩糖料理這樣吃

飯料理

麵料理

高糖危機，現代文明病──
糖尿病

　　營養諮詢門診發現現代人外食比例上升，雖然便利，但無形中會攝取過多醣分、油脂、鹽分；還有滿街林立的手搖飲、團購的零食和點心，會攝取過多精緻糖、人工添加物等，這些不良的飲食習慣可能會導致胰島素阻抗，無形中埋下高血糖的因子，罹患普遍的現代文明病「糖尿病」（Diabetes Mellitus）。除了糖尿病以外，像是肥胖、高血脂、高血壓等慢性病，都可能是「吃」出來的喔！

　　有些人罹患糖尿病初期症狀不明顯，往往等到出現高血糖症狀或治療其他疾病、健康檢查時，才驚覺自己有糖尿病，已經錯失早期改善、逆轉糖尿病的機會！糖尿病目前位居國人十大死因之一（二〇二二年為第六名）[1]，「二〇一七～二〇二〇年國民營養健康狀況變遷調查」發現，十八歲以上糖尿病盛行率為 11.1％，意思就是每九人就有一位是糖尿病患者！而糖尿病前期盛行率約 25％，每四人就有一位處於糖尿病發生的高風險之中[2]，糖尿病及其併發症不僅

影響國人健康，衍生的醫療負擔也相當龐大。

　　許多糖尿病患者因罹病遇到很多困難、恐慌，嘗試非常多錯誤的飲食方式或聽信偏方來控制血糖，結果不如預期，也危害身體健康。希望透過這本書籍，能教大家不管是自己煮還是外食族，飲食上如何簡易控制食物的攝取量，執行健康的飲食並穩定血糖，書中也會破解許多飲食迷思及不實謠言，傳達正確資訊給大家，不要因罹病而覺得人生被剝奪了許多快樂的權利。不管您是否有血糖上的問題，這個健康飲食原則，可適用於糖尿病患者、糖尿病前期和一般健康人，當作長期的健康飲食模式。

為什麼我會得糖尿病？

　　首先先認識「胰島素」，胰島素是控制血糖的關鍵「荷爾蒙」，由胰臟內的 β 細胞分泌，正常吃完東西後，血糖會上升，這時會開始分泌胰島素，將血液中的葡萄糖帶入細胞內，產生能量，同時調節血糖，讓血糖穩定；反之胰島素缺乏、分泌過少或敏感度下降時，身體無法有效調控血糖，就會出現高血糖的現象，而影響胰島素缺乏、分泌或敏感度的因素很多，基因遺傳、年齡、肥胖、飲食不均、活動量不足、懷孕、內分泌等都有可能。

■ 糖尿病常見症狀有哪些？

糖尿病常見症狀有食欲增加（多吃）、口渴（多喝）、排尿次數增加（多尿）、體重不正常減輕、容易疲倦虛弱、傷口癒合較慢、皮膚搔癢、視力模糊等。初期通常沒有症狀，許多人直到出現常聽見的糖尿病症狀「三多一少」——多吃、多喝、多尿、體重減輕，才懷疑自己罹患糖尿病！

營養師小提醒 ● ●

糖尿病不一定有明顯症狀，而有三多一少症狀也不一定是糖尿病！定期健康檢查很重要，有任何疑問時，建議至醫療院所做檢查，早期發現、早期治療，並預防併發症的發生！

■ 糖尿病可分為四類

1.第一型糖尿病：胰臟分泌胰島素的 β 細胞功能受損，使身體無法合成足夠的胰島素，需靠施打胰島素才能維持正常血糖值，可能原因為遺傳基因、自體免疫系統等。

2.第二型糖尿病：胰臟還有分泌胰島素的能力，但因胰島素阻抗，讓細胞分泌胰島素逐漸減少、胰島素作用降低，導致身體無法有效地使用胰島素，造成血糖異常，可能原因為肥胖、不良的飲食習慣、生活習慣、家族史等。

3.妊娠糖尿病：又可分為兩類，一種是懷孕前已經罹患

糖尿病（可能是第一型或第二型糖尿病）；另一種是懷孕前正常，懷孕中後期可能因荷爾蒙變化，導致血糖異常，這類常出現在體重過重、高齡、生產過巨嬰、曾有妊娠糖尿病、家族史等孕婦身上。

4.其他型糖尿病：因其他原因引起的特定類型糖尿病，例如基因缺陷、疾病、藥物、化學物質等引起的糖尿病。

糖尿病終身為伴，最大的威脅是併發症

糖尿病是慢性病，終身為伴，不像感冒咳嗽、打噴嚏的急性症狀，有可能不會出現明顯症狀，所以很多人不清楚自己已經罹患糖尿病。罹患糖尿病要學會正視與管理它！真正可怕的是長期不好好控制血糖而導致的併發症，會造成生活品質降低，嚴重時甚至會危害生命。常見併發症有心血管疾病、視網膜病變、神經病變、腎病變、足部病變等，一旦確診糖尿病，必須好好控管血糖，預防勝於治療，才能預防併發症的發生，改善生活品質。

肥胖與糖尿病有密不可分的關係──認識「糖胖症」

第二型糖尿病患者約八成有肥胖問題，糖尿病加上肥胖（Obesity）就是糖胖症（Diabesity），意思是指BMI ＞

27 kg/m^2，肥胖的糖尿病患者體重過重時，胰島素阻抗會增加，身體需要分泌更多胰島素才能維持血糖平衡，如果不改善飲食習慣及生活型態來控制體重，胰島素阻抗會愈來愈大，導致胰臟無法分泌足夠的胰島素來控制血糖，容易讓血糖失控，而糖尿病合併肥胖死亡風險會增加到七倍之多！肥胖不僅影響糖尿病，也會導致許多疾病，像是十大死因中的癌症、心臟疾病、腦血管疾病、高血壓等，都與肥胖有高度相關性，所以體重控管非常重要！

營養師小提醒 ● ●

身體質量指數（Body Mass Index, BMI）計算方式，
BMI ＝體重（公斤）／身高（公尺）／身高（公尺）

舉例：陳先生，身高一百七十公分，體重八十公斤，
BMI ＝ 80÷1.7÷1.7 = 27.7 kg/m^2。

分級	身體質量指數（kg/m^2）
過輕	BMI ＜ 18.5
正常範圍	18.5 ≤ BMI ＜ 24
過重	24 ≤ BMI ＜ 27
輕度肥胖	27 ≤ BMI ＜ 30
中度肥胖	30 ≤ BMI ＜ 35
重度肥胖	BMI ≥ 35

沒有降不下來的血糖，調控血糖的基本要素

1.**體重控管**：建議 BMI 控制在 18.5 ～ 24 kg/m^2，臨床研究發現對於肥胖的糖尿病患者，適度減輕體重 ≥ 5％，有助於改善血糖、血壓、血脂之異常[3]。

2.**均衡飲食**：建議均衡飲食六大類食物，並控制醣／糖攝取量，暴飲暴食及不正常飲食型態，會讓血糖不穩定。

3.**規律運動**：每週至少運動一百五十分鐘，每週運動三～五次，每次三十分鐘以上，建議中強度運動（持續運動十分鐘以上，能順暢對話，但無法唱歌），運動有提升胰島素敏感性及降低糖化血色素等益處。

4.**生活作息**：調整生活型態，保持良好的睡眠、規律的生活作息，睡眠時間不足、品質不好也會影響血糖波動。

5.**適當舒壓**：正視糖尿病，做好心理調整，心理及生理壓力都會導致壓力荷爾蒙，進而影響血糖波動，所以找到舒壓的方法、維持良好的心情很重要。

6.**遵循醫囑服藥**：定期健康檢查及量測血糖，血糖愈早達標愈好。

1
CHAPTER

▽

個人化飲食，
健康控醣一輩子

許多罹患糖尿病的患者（以下簡稱糖友），怕血糖高會有想吃而不敢吃的心理壓力，吃了怕有罪惡感，常問營養師：「什麼東西可以吃？什麼東西不能吃？怎樣吃血糖才會變好？」也有許多糖友會使用饑餓療法（節食）預防高血糖，但千萬小心可能會有低血糖的風險，而且營養攝取不足，身體無法獲得基本需求的營養素，會導致營養不良、肌肉流失等，危害身體健康，讓血糖控制更不穩定！自己身旁的親友有許多糖友，不少人曾嘗試極端的方式控制血糖，所以能感同身受，非常不建議執行極端的飲食方式，應該要找出可以長期執行且適合自己的健康飲食型態！

攝取過多
碳水化合物、精緻糖

　　糖尿病的飲食模式必須以**健康飲食**為基本原則，所有食物都需要均衡攝取，沒有限定哪些食物絕對不能吃，只要糖友能**控制食物攝取的分量及頻率**，什麼東西都可以吃。想吃火鍋、小吃、異國料理、點心，都可以！

　　首先，先認識六大類食物，以衛生福利部國民健康署「每日飲食指南」來說明（圖1-1），六大類食物為**全穀雜糧類、豆魚蛋肉類、乳品類、蔬菜類、水果類、油脂與堅果種子類**，目前國人對這些食物的攝取量是否充足呢？

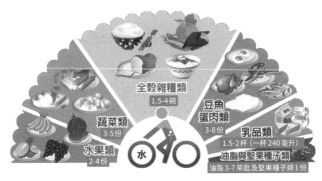

圖1-1 每日飲食指南（取自國民健康署）

衛生福利部國民健康署「二〇一三～二〇一六年國民營養健康狀況變遷調查」發現，六大類食物中，全穀雜糧類及豆魚蛋肉類約五成左右的成年人攝取過多，油脂類（含烹調用油及堅果種子類）約四成攝取過量，而蔬菜類、水果類、堅果種子類（不含烹調用油）、乳品類有八～九成攝取不足[1]！

攝取過量	攝取不足
全穀雜糧類49%吃過多 豆魚蛋肉類53%吃過多 油脂類39%吃過多	蔬菜類86%吃太少 水果類86%吃太少 堅果種子類91%吃太少 乳品類99.8%吃太少

※ 以每日全穀雜糧類三碗、豆魚蛋肉類六份、油脂類五茶匙、蔬菜類三份、水果類二份、堅果種子類一份、乳品類一・五杯估算。

　　此調查發現國人每週至少均攝取一次含糖飲料，其中有四成每週喝七次以上（相當於每天都喝含糖飲料），每天只要喝一杯含糖飲料，「添加糖」（free sugar，又稱為精緻糖）的攝取量就容易超過上限，國民健康署建議精緻糖不宜超過總熱量的10％。舉例來說，每日攝取總熱量為二千大卡，精緻糖攝取應低於二百大卡，以每公克四大卡計算，精緻糖應低於五十公克（約十顆方糖，一顆方糖為五公克）。世界衛生組織（WHO）建議總熱量的5％以下更好，若每日

攝取二千大卡，就是二十五公克以下（約五顆方糖）。如果每天喝一杯五百毫升的「全糖珍珠奶茶」，約有六十二公克的糖（大於十二顆方糖），已經超過每日建議量。

　　飲食中有許多食物隱藏著精緻糖，像是調味乳、米漿、含糖果汁，沾醬、淋醬的燒烤、糖醋排骨等料理，精緻糖的攝取很容易不知不覺就超標。長期攝取過多精緻糖會對人體產生許多負面的危害，除了糖尿病外，也容易導致肥胖、代謝症候群、脂肪肝、蛀牙、高三酸甘油酯、高膽固醇血症及心血管疾病等，所以減少含糖飲料，是控制好血糖的第一步。（醣與糖的差別詳見第32頁）

熱量吃夠，
不代表營養足夠，
營養素也很重要

　　英文有句話說：「We are what we eat.」（人如其食），非常有道理，吃的食物好壞會影響我們的健康及生活品質，**吃東西並非熱量吃足夠就好，營養素也很重要。**「熱量」為身體細胞運轉所需的能源，而「營養素」則影響細胞維持生理機能運轉、促進生長發育、修補體內組織，以及影響體力、精神、健康的重要元素！不能只注重熱量，吃進去的營養素也很重要！營養素包含碳水化合物（又稱醣類）、蛋白質、脂肪、維生素、礦物質、水分，共同維持生理機能；就像開車一樣，熱量是汽油，驅使車子前進，營養素則是汽車零件，讓車子跑得更快、更順暢，這樣才能讓汽車得以高效運作，所以均衡攝取六大類食物非常重要，才能攝取到不同營養素。

三大營養素與血糖的相關性

「碳水化合物」最主要的功能就是提供身體能量來維持日常活動的來源，部分會被合成肝醣，儲存在肝臟與肌肉裡，而大腦神經、紅血球運作皆需要葡萄糖當作燃料。過度限制碳水化合物的攝取，像是採取生酮飲食，容易導致低血糖、危害大腦細胞，有害身體健康。門診曾遇過嘗試生酮飲食來減重、控制血糖的患者，除了容易讓血糖不穩定、注意力不集中、情緒起伏大，也不容易執行，所以適當補充碳水化合物很重要。

碳水化合物的食物來源，包含**全穀雜糧類、水果類、乳品類、蔬菜類**，蔬菜類含有少部分碳水化合物（生重一百克約含有五克的碳水化合物），因含量不多可以省略不計，且蔬菜類含有膳食纖維（Dietary Fiber）能延緩血糖上升的速度。建議糖友認識含醣的食物，學會互相替換，才能有效控制血糖。

「脂肪」是提供必需脂肪酸的來源，增加脂溶性維生素吸收，為構成身體細胞的重要成分，保護身體中的臟器，提供能量儲存，維持皮膚的健康，主要從食物中的堅果種子類、烹調用油獲取，豆魚蛋肉類、乳品類也有。許多糖友都知道吃碳水化合物會讓血糖上升，食物中的油脂

也須特別留意，吃過多油炸物、肥肉、動物皮、加工品、甜點等高油食物，會導致體重增加、肥胖、增加胰島素阻抗及罹患心血管疾病的風險，也會使血糖下降的速度變慢，導致飯後血糖偏高！

「蛋白質」為人體細胞、組織、器官的主要構成物質，幫助生長發育、肌肉生長、有助於組織修復。說到控制血糖，大家常著重於碳水化合物的攝取量，其實蛋白質的攝取也很重要，蛋白質因消化分解速度較碳水化合物慢，且含有油脂，有助於提升飽足感、避免過度進食，也可以減緩血糖上升的速度，有助於穩定血糖。

優質蛋白質存在於豆製品、魚、海鮮、蛋類、肉類、乳品類中，尤其是長輩更必須注意蛋白質的攝取量，避免老年病症候群肌少症（Sarcopenia）的發生，而導致肌肉量減少、肌肉功能下降，嚴重可能會提高死亡率！肌少症可能會影響糖尿病的血糖控制，罹患糖尿病也會提高肌少症的風險，門診有遇過糖尿病合併肌少症的糖友，所以要重視蛋白質的攝取量。

三大營養素要個別化，沒有單一比例

　　三大營養素為碳水化合物、蛋白質、脂肪，依照我國每日飲食指南的分配為碳水化合物50 ～ 60％，蛋白質10 ～ 20％，脂肪20 ～ 30％，但並非適用於任何人，每個人都應有專屬的三大營養素比例。依據美國糖尿病學會（American Diabetes Association, ADA）及歐洲糖尿病學會（European Association for the Study of Diabetes, EASD）的說明，糖友的三大營養素沒有單一完美比例，飲食建議需要個別化，依病人的喜好、生活方式、代謝、疾病等，找出可以長期執行且適合的健康飲食型態，所以每一位糖友都要有個別化的飲食治療方式！

地中海飲食金字塔，食物聰明選

　　糖友想採取不同的飲食型態來控制好血糖，像是生酮飲食、節食、斷食法、減醣飲食、低GI飲食、高蛋白飲食、得舒飲食、低脂飲食、地中海飲食等，目前已有許多研究顯示，攝取地中海飲食有助於降低糖尿病的發生率、降低糖化血紅素、三酸甘油酯的數值，延後第二型糖尿病患者從診斷至使用藥物的時間，以及降低心血管疾病的風險、延緩神經退化性疾病等多種益處，目前蟬聯六年榜首，被稱為最佳飲食法。

地中海飲食金字塔——最佳飲食法

　　地中海飲食起源自一九四〇年～一九五〇年的希臘、南義、法國與西班牙等地中海周邊地區，強調以天然食材取代加工製品，天然辛香料取代人工調味料，選擇新鮮蔬果、未精製全穀雜糧類，使用好油烹調，建議白肉優於紅肉，適量攝取乳品類、蛋類，減少甜食、紅肉的攝取，並維持良好的

生活型態、規律運動、補充足夠的水分，地中海飲食建議適量飲用紅酒[2]，為了符合亞洲人的飲食習慣，可以參考「亞洲版地中海飲食」[3]以茶代酒（圖1-2）。

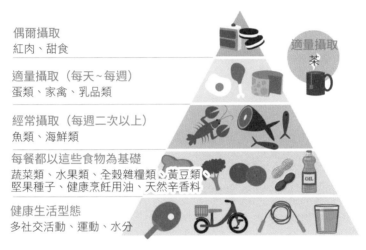

偶爾攝取
紅肉、甜食

適量攝取
茶

適量攝取（每天～每週）
蛋類、家禽、乳品類

經常攝取（每週二次以上）
魚類、海鮮類

每餐都以這些食物為基礎
蔬菜類、水果類、全穀雜糧類、黃豆類
堅果種子、健康烹飪用油、天然辛香料

健康生活型態
多社交活動、運動、水分

圖1-2 亞洲版地中海飲食

1.**健康生活型態**：除了飲食之外，鼓勵多社交活動、做喜愛的事情，維持良好的生活作息、規律運動、補充足夠的水分。

2.**每餐吃**：選擇新鮮的「蔬菜類」、「水果類」、「全穀雜糧類」、「黃豆類」、「堅果種子」，並使用「健康的油脂」烹調（如橄欖油、苦茶油、芥花油等），採用「天然

辛香料」入菜，例如：辣椒、蔥、薑、蒜、香菜、花椒、薑黃、香草、迷迭香、薄荷等，除了能攝取到不同植化素外，也可增添香氣，減少人工調味料的使用。

3.經常吃：魚類、海鮮類，建議每週二次以上。

4.適量吃（每天～每週適量吃）：蛋類、家禽、乳品類。

5.偶爾吃：減少「紅肉」、「甜食」的攝取，因其會攝取過多飽和脂肪酸，而甜食還會攝取過多精緻糖。

6.適量飲用茶飲：以無糖茶飲為主，茶含有多酚類、單寧酸、咖啡因、維生素ACE、礦物質鉀等，而多酚類中的「兒茶素」被認為具有健康的功效，例如：助抗氧化、抗發炎、降低脂肪吸收。

營養師小提醒 ● ●

原本的地中海飲食，建議適量飲用紅酒，好處不是來自酒精，紅酒主要由葡萄釀造而成，葡萄含花青素（花青素屬於多酚類化合物）、白藜蘆醇等營養素，有助抗氧化，延緩老化的作用，建議每日飲酒量男性為二當量，女性為一當量（一當量為酒精濃度12%、紅酒一百毫升）；而花青素也可以選用藍紫色的食物取代，像是黑米、紫高麗菜、紅龍果、藍莓、葡萄及桑椹等天然食材獲取。（酒精建議詳見第56頁）

因其選擇的食材升糖指數都較低，較不易造成血糖快速波動，有助於預防或控制糖尿病病情，不過糖尿病患者仍須控制食物分量，才能更穩定血糖喔！

不能不吃澱粉，而是選擇好澱粉

飲食為日常生活中的一環，每天都會想著三餐要吃什麼，而碳水化合物的食物會直接影響著血糖，大家有認真檢視自己的飲食型態嗎？有沒有人是澱粉控、甜食控呢？這些飲食型態都是造成碳水化合物攝取過量的類型，但又不能完全不吃澱粉（碳水化合物），碳水化合物是主要的能量來源，而是要**選擇好澱粉**！

碳水化合物的分量與飯後血糖改善有關，美國糖尿病學會（ADA）曾建議每日碳水化合物攝取量為一百三十公克，而國健署均衡飲食的定義碳水化合物的比例為 50～60％，但前面提到每位糖友都需要個別化的飲食治療方式，所以目前沒有強調理想的碳水化合物分量及比例了。

怎麼選擇好澱粉？建議選擇未精製的全穀雜糧類取代精製澱粉，因為未精製澱粉與精製澱粉相比，有較多膳食纖維、維生素 B、維生素 E 和礦物質鐵、鎂、鋅等，升糖指數也較低，對身體有許多益處。膳食纖維能幫助腸蠕動、維持

腸道健康；維生素B_1能維持能量正常代謝及神經系統的正常功能；維生素E具抗氧化作用，能減少自由基的產生；礦物質為維持人體正常生理機能運作不可或缺的營養素（圖1-3）。

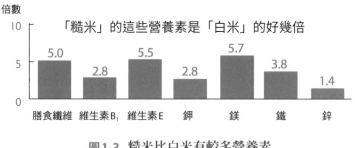

倍數

10

「糙米」的這些營養素是「白米」的好幾倍

5.0　　2.8　　5.5　　2.8　　5.7　　3.8　　1.4

5

0

膳食纖維　維生素B_1　維生素E　鉀　　鎂　　鐵　　鋅

圖1-3　糙米比白米有較多營養素

　　建議三餐至少要有一餐主食為未精製澱粉，能每餐食用更好。例如：早餐可選擇地瓜、燕麥片、玉米、全麥麵包、全麥饅頭為主食，或午、晚餐選擇糙米飯、五穀飯、地瓜飯、蕎麥麵當主食。有些人會覺得糙米、五穀米等未精製澱粉，口感較硬、難以咀嚼而導致接受度低，尤其是牙口不好的長輩，可以嘗試烹煮前先用水浸泡糙米、五穀米等，烹煮時水的比例拉高（米：水＝1：1.2～1.3），讓米粒質地更軟、更好入口，除了鼓勵糖友選擇未精製澱粉外，同樣鼓勵一般健康民眾加入吃未精製澱粉的行列。

營養師小提醒 ●●

> 腎功能不佳者則需要限制未精製澱粉的攝取量，避免礦物質攝取
> 過多，導致腎功能惡化！

雖然未精製澱粉含有較多營養素，但一碗糙米飯的碳水
化合物含量（又稱醣量）等同於一碗白飯，一樣需要控制攝取
量。臨床上遇過許多糖友覺得糙米飯比白米飯健康而攝取過
多，沒有限制攝取量而導致高血糖；另外，提醒當餐的餐食內
如果含有全穀雜糧類的配菜，像是玉米、南瓜、地瓜、山藥
等，也要特別注意取捨，有吃到這些同類的食物就要減少飯、
麵的主食攝取量，避免總醣量加起來過多，導致血糖偏高！

■ 精製澱粉與未精製澱粉有哪些？

種類	精製澱粉	未精製澱粉
食物來源	白米、白麵條、白吐司、泡麵、蛋糕、餅乾	1. 米類：糙米、胚芽米、小米、紅米、黑米、五穀米、十穀米、藜麥等。 2. 麥類：燕麥、蕎麥、小麥、大麥等。 3. 根莖雜糧類：地瓜、馬鈴薯、蓮藕、蓮子、芋頭、南瓜、山藥、薏仁、玉米、荸薺。 4. 乾豆類：紅豆、綠豆、花豆、鷹嘴豆、扁豆、皇帝豆、豌豆、大紅豆、米豆等。
營養成分	主要為醣類	醣類、膳食纖維、維生素B群、維生素E和礦物質鐵、鎂、鋅等。

偽蔬菜：許多偽蔬菜其實是澱粉！糖友需要認識這些含醣類食物，尤其最常被誤會的玉米、南瓜、芋頭、蓮藕、蓮子、山藥、地瓜、馬鈴薯等，都不是蔬菜，是澱粉喔！

菜比飯多：除了控制全穀雜糧類的攝取量外，也要記得飯吃多少，蔬菜就要吃多少，吃得比飯量多更好！攝取足夠的膳食纖維有助於延緩血糖上升的速度，也有飽足感，亦有助於維持腸道健康。

■ 醣與糖的差別

　　「醣」為碳水化合物的總稱，是能量的來源，分子結構可分單醣、雙醣、寡醣、多醣。聚合醣類（寡醣、多醣）嘗起來不一定有甜味，例如：全穀雜糧類（飯、麵、地瓜、芋頭、南瓜等）及蔬菜類。「糖」又稱簡單醣類，指單醣與雙

分類	糖（簡單醣類）		醣（聚合醣類）	
名稱	單醣	雙醣	寡醣	多醣
化學結構	一個單醣	兩個單醣	三至十個單醣	十個以上單醣
舉例	葡萄糖、半乳糖、果糖	蔗糖、乳糖、麥芽糖	棉子糖、水蘇糖、木寡糖、果寡糖、異麥芽寡糖	澱粉、果膠、纖維素
存在食物	果糖、糖漿、蜂蜜	砂糖、黑糖、冰糖、乳品類	豆類、香蕉、蘆筍、大蒜、洋蔥、胡蘿蔔等（不好被消化，容易產生脹氣）	全穀雜糧類、蔬菜類、水果類

醣，還有食品、飲品製程中額外添加的糖（精緻糖），通常嘗起來有甜味，例如：葡萄糖、果糖、砂糖、蜂蜜、糖漿等。糖友皆需要控制這些醣與糖的攝取量，尤其是簡單醣類，消化吸收較快會造成血糖起伏變化較大。

我們要留意的醣，包含食品、飲品額外添加的精緻糖，而全穀類、蔬菜類、乳品類、水果類等原型食物雖然不算精緻糖，但也要控制攝取量。

■ 抗性澱粉是什麼？

聽說抗性澱粉對血糖有益處？抗性澱粉是碳水化合物的一種，為結構較緊密的生澱粉，人體酵素無法浸潤，因此難以被小腸消化吸收，但到大腸後會被腸道菌叢做為養分使用，也可增加糞便體積，有助腸道健康，因此算是可溶性膳食纖維的一種。但抗性澱粉一樣含有熱量及碳水化合物，只是相較一般碳水化合物的熱量較低，一般碳水化合物每公克四大卡，抗性澱粉每公克約二‧八大卡。

抗性澱粉對血糖有益處，主要原因是一般碳水化合物食物在消化酶的作用下，約兩小時會被分解成葡萄糖，抗性澱粉消化分解需要較長的時間，從食用完到分解的時間約五～八小時，較難消化吸收，因此能減緩血糖上升的速度，食物

中常見的抗性澱粉來自於以下三種：

1. 未精製的全穀雜糧類：糙米、紅薏仁、紅豆、紫米、燕麥、蕎麥等。

2. 未熟化的生澱粉：生馬鈴薯、未成熟的香蕉、生山藥、生地瓜等。

3. 化學結構改變導致變性或老化的澱粉：像是隔夜飯，米煮熟後放冷或冷藏，讓澱粉些微回復成生澱粉，降低消化吸收率；以及煮熟放涼的馬鈴薯、冷麵、壽司等，都含有抗性澱粉，此類會因為溫度變化而有所增減。

■ 低 GI 與 GL 對血糖的影響

升糖指數（Glycemic index, GI）如何訂定？有研究找幾位受試者試吃各種含有等量碳水化合物的食物，並做連續血糖監測，先讓受試者攝取定量葡萄糖後，兩小時內血糖的曲線底下面積為一百，再讓受試者攝取其他含有等量碳水化合物的食物，兩小時後的血糖變化曲線底下面積，相比後得到對應比例的數值[4]。簡單來說，GI 是指吃了食物後，血糖上升速度快慢的指標，GI 愈高的食物就愈容易使血糖快速上升；反之，GI 較低的食物會使血糖緩緩上升，血糖變化較平緩，不易使脂肪堆積，容易有飽足感，也可以獲取較多營

養素，有人稱低GI飲食為「低胰島素飲食」！愈精緻的食物GI愈高，愈容易造成代謝症候群及肥胖的風險，如果能轉換食物的習慣及型態，選擇低GI食物對健康、血糖控制是有益處的。碳水化合物依照消化分解成葡萄糖的速度快慢，又能分為高、中、低GI的食物，我們能從升糖指數看出食物影響血糖的波動幅度大小（圖1-4）。

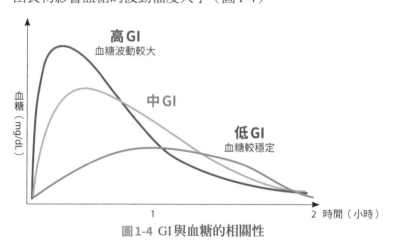

圖1-4 GI與血糖的相關性

■ 簡易四原則判斷食物的GI

1.纖維含量／澱粉消化性：膳食纖維含量較豐富的食物，消化吸收較慢，GI相對較低，血糖上升就會比較緩慢，如糙米、五穀米的GI就比精製的白米低。還有多醣類（polysaccharide）消化時間較單醣久，飯麵、蔬菜、水果的

GI因此比果糖飲料、蜂蜜水低，而含糖飲料大部分為精製糖，所以升血糖速度很快。

2.**糖的含量**：含精緻糖量高的食物如蛋糕、餅乾、含糖飲料、加糖果乾、果汁等，容易使血糖快速上升，而刺激胰島素分泌，增加體脂肪形成。臨床上曾遇過不吃飯，選擇以麵包替代主食或以加糖的果乾、果汁取代新鮮水果的飲食習慣，這樣反而會攝取過多精緻糖，讓血糖更高、更難以控制穩定。

3.**烹調方式**：烹調時間愈長，食物愈軟，愈容易被消

常見食物升糖指數（GI）表

項目	低 GI＜55	中 GI 55～70	高 GI＞70
血糖波動	小	中	大
全穀雜糧類	燕麥、山藥、皇帝豆、黑米等未精製穀類	義大利麵、通心粉、地瓜、糙米、冬粉、米粉	白米飯、烏龍麵、糯米飯、白麵包、白饅頭、芋頭、馬鈴薯、速食麵
水果類	櫻桃、葡萄柚、蘋果、柳橙、奇異果	草莓、李子、桃子、芒果、鳳梨、木瓜	熟香蕉、西瓜、荔枝、龍眼、果汁
乳品類	鮮奶、無糖優格		冰淇淋、煉乳、雪糕
其他類	大部分的蔬菜、無調味堅果類、豆魚蛋肉類、無添加糖的寒天及蒟蒻		餅乾、蛋糕、甜食、鬆餅

化，GI也會較高。同樣是白米，吃稀飯的飯後血糖會比吃乾飯較高，因為稀飯糊化程度高，較容易被腸道吸收，血糖上升幅度高於乾飯。

4.食物型態（加工與否）：加工程序愈多、食物切得愈精細，GI就愈高，像是加工後的果汁使血糖上升速度會比新鮮水果快。

升糖指數是透過特定受試者計算出來，不同文獻裡面同一種食物有不同GI，又存在個體差異，每個人對每種食物的反應不太一樣，且食物的GI有可能會因來源地、品種不同而稍有差異。攝取低GI的食物不是吃了就不會使血糖上升，只是相比之下較為平緩，所以仍須控制攝取量。GI乘上碳水化合物的總量，稱為「升糖負荷」（Glycemic load, GL），升糖負荷（GL）＝升糖指數（GI）×碳水化合物的總量（公克）÷100，低GL為 ≤ 10，中GL為 11 ～ 19，高GL為 ≥ 20，可以由GL了解碳水化合物攝取後對整體血糖的影響，意即「GI 是碳水化合物的質」、「GL為碳水化合物的量」，兩者都很重要。過量攝取低GI的食物，也會導致高血糖，記得要控制攝取量，而且低GI不等於低熱量，大量食用也會攝取過多熱量及醣分，也會愈吃愈胖，讓體重、血糖都失控，高GI食物不是完全不能碰，只要控制好攝取量就可以了。

乳品聰明吃，補鈣固骨本

　　許多糖友會疑惑自己選擇一般無調味鮮乳，喝多為什麼血糖會上升？因為乳品類含有乳糖，屬於醣類的一種，會影響血糖上升的幅度，乳品類含有蛋白質及鈣質，蛋白質能幫助生長發育及肌肉生長，鈣質能維持骨骼與牙齒的發育及健康，有助於幫助肌肉與心臟的正常收縮、幫助血液凝固及調控細胞的通透性。建議每天喝一～二杯鮮乳（一杯二百四十毫升）或選擇發酵乳品（優格、優酪乳），含有益生菌，能維持腸道健康，或者是乳酪、起司片都是良好的乳品來源，也可以將乳製品入菜，例如：起士烤鮮蔬、牛奶蒸蛋等。

　　有研究指出，糖尿病患者相比一般人有高出二～三倍的骨折風險[5]，可能是高血糖影響骨質結構，也可能是糖尿病伴隨的併發症，以及有較高的跌倒風險（像是低血糖因

素），且根據「二〇一三年～二〇一六年國民營養健康狀況變遷調查」，乳品類有99.8％的人攝取不足，這是鈣質非常好的來源，平均一毫升的鮮乳就有一毫克的鈣質，所以糖友除了注意血糖控制外，也要留意乳品類的攝取，預防骨質疏鬆的風險。

另外要預防骨質疏鬆，「維生素D」也很重要，可幫助鈣質吸收，以預防骨鈣合成不足導致骨質疏鬆，影響肌肉收縮、功能及強度。皮膚經陽光日晒後，可合成維生素D，建議糖友常到戶外晒太陽。維生素D也可從食物中的菇類、多脂魚類（鯖魚、秋刀魚、鮭魚、沙丁魚）及強化維生素D的乳品中獲取；但菇類在栽培過程中需經過紫外線照射（UVB）才會有較高的維生素D，因維生素D是脂溶性，烹調時要搭配油脂一起食用才易被人體吸收。

■ 喝牛奶會拉肚子怎麼辦？

許多人喝牛奶會有腸胃不適的症狀，但拉肚子除了乳糖不耐症外，還有可能是蛋白過敏，以下三種為常見的原因：

1.乳糖不耐：乳糖不耐的原因包含天生缺乏乳醣酶或活性降低，就是說身體無法消化乳糖，導致喝完牛奶會有腹瀉的情形，此情形又可分為乳糖敏感（lactose sensitivity）

及乳糖不耐症（lactose intolerance），多數人是屬於乳糖敏感，建議可以採取漸進的方式，慢慢增加鮮乳攝取量，幫助消化乳糖的腸道菌增長，或者選擇優格、優酪乳、起司等發酵過的製品，乳糖含量較少，可以減少腸道的不適。

2. 酪蛋白過敏：鮮乳中含有約30％的酪蛋白，而酪蛋白有多種不同形式，有研究發現鮮乳中的A1-β酪蛋白可能會使腸胃出現類似乳糖不耐的情形，也發現會導致乳糖吸收不良。建議可以選擇A2-β酪蛋白的鮮乳（目前國外有培育產生非A1-β酪蛋白的牛隻）。

3. 乳清蛋白過敏：有些人腸胃對乳清蛋白敏感，喝了鮮乳會有腹瀉、腸胃不適的情形。建議可以將鮮乳加熱，使乳清蛋白變性，改變結構，能減少腸胃不適，這也是為什麼有些人喝熱牛奶、泡奶粉比較不會出現腸胃不適的原因之一。

水果聰明吃，分量比種類更重要

水果含有維生素C、膳食纖維、礦物質鉀、植化素等，有助於抗氧化、幫助合成膠原蛋白、調節血壓等益處。許多糖友對水果類都有個迷思，怕吃太甜的水果，像是葡萄、鳳梨、西瓜等，只選擇芭樂、小番茄、梨子這些比較不甜的水

果，但真正要注意的是水果的分量，任何水果都含有果糖，都有醣分。而且水果的甜味因人而異，吃了過量自己感覺不甜的水果，也會攝取過多果糖，導致高血糖。

■ 愈甜的水果，醣分不一定愈高！

水果只能吃不甜的？愈甜的水果醣分不一定愈高喔！不管水果甜不甜，任何水果都可以吃，重點是控制吃的「量」！水果類含有碳水化合物，會讓人感受到甜味的主要是水果裡的「果糖、蔗糖、葡萄糖」，包含單醣、雙醣，醣的組成會影響甜味的感受（糖的甜度：果糖為173、蔗糖100、葡萄糖74），果糖讓人感受甜味最強烈，再來是蔗糖，較不明顯的為葡萄糖。以下列水果為例，根據食品營養成分資料庫分析，從總醣量來看每一百克的水果，同重量的芭樂醣分比西瓜多；再加上梨子、鳳梨一起比較，會發現探討甜度、醣量時，必須考慮到醣的組成及酸味的介入，所以很甜的水果，不代表熱量、醣量最高。

■ 水果什麼時候吃？吃多少？

平常有吃點心習慣的糖友，不妨以水果取代點心，兩餐之間吃水果；平常沒有吃點心習慣的糖友，水果就和正餐一

品項 （一百公克）	碳水化合物 （公克）	膳食纖維 （公克）	熱量 （大卡）
西瓜（黃肉）	7.3	0.3	29
檸檬	7.3	1.2	33
小番茄	7.4	1.7	33
紅西瓜	8.0	0.3	33
芭樂	9.8	3.3	38
椪柑	10.0	1.5	40
百香果	11.2	5.3	64
火龍果（紅肉）	12.3	1.3	50
火龍果（白肉）	12.4	1.7	51
芒果	13	1.2	50
鳳梨	13.6	1.1	53
梨子	14.1	2.1	53
葡萄	16.6	0.2	64
香蕉	22.1	1.6	85

起吃，建議餐後吃水果，血糖波動比較小，且有些水果有消化酵素可以幫助消化，像是鳳梨、木瓜、奇異果等；但要注意總醣量加起來是否偏多，建議水果每次約一份的攝取量（一拳頭或切塊放進碗裡約八分滿的攝取量），每天二拳頭的水果量，因正餐的全穀雜糧類食物若攝取過多，再吃過多水果，醣類總和分量過多，當餐血糖值會偏高，所以做好分量控制很重要。

營養師小提醒 ● ●

如果有胃食道逆流的糖友，應避免吃過酸的水果，像是柑橘類、檸檬等，也不建議空腹吃水果，會刺激食道黏膜，加重症狀！

■ 水果不能取代蔬菜

　　門診諮詢時發現有些糖友是水果控，不限量地吃水果取代蔬菜類，把水果當蔬菜吃。水果含有的醣量比蔬菜高（一份水果的醣量是一份蔬菜的三倍），膳食纖維大多比蔬菜少，且兩者不屬於同類食物，水果類不能取代蔬菜類，水果控的飲食行為會導致血糖飆升，控制不佳。

　　水果類含有維生素、礦物質及膳食纖維，建議選擇在地、當季及多樣化的水果，可獲取各種不同的植化素，並以新鮮水果為主。任何水果都可以吃，但不建議選擇果乾、果汁，容易不小心攝取過量，導致高血糖，舉例來說，「一湯匙」的葡萄乾約等於「八分滿碗」的新鮮葡萄，一杯二百四十毫升的柳橙汁約等於三～四顆柳橙的醣量，建議糖友可以每天攝取二份新鮮水果，每份水果攝取量約一個拳頭大，或切塊水果約八分滿碗到一碗。

彩虹水果獲取不同植化素

顏色	植化素	食物來源
綠	葉綠素、花青素、類黃酮素	奇異果、芭樂、棗子、綠葡萄、哈密瓜、青蘋果
黃	胡蘿蔔素、葉黃素	橘子、柳橙、鳳梨、芒果、木瓜
紫黑	花青素、白藜蘆醇、槲皮素	葡萄、桑椹、櫻桃、藍莓
白	多酚類、吲哚	梨子、龍眼、火龍果（白肉）
紅	茄紅素	小番茄、火龍果（紅肉）、紅西瓜、草莓

蔬菜聰明吃，高纖穩血糖

　　蔬菜類富含膳食纖維、植化素、維生素及礦物質，可以增加飽足感、預防便祕、維持腸道健康、抗氧化；蔬菜類含有少量的碳水化合物，一份為生重一百公克，熟重為半碗到八分滿碗（不同蔬菜收縮率不同），而一份蔬菜類只含有五公克的碳水化合物，因含量不多可以省略不計算，且蔬菜含有膳食纖維，能延緩血糖的上升速度。建議**蔬菜攝取量和飯量一樣多，比飯量多更好，建議三分之一挑選深色蔬菜**，許多深色蔬菜比淺色蔬菜含有較多的鈣、鐵、鉀、維生素C等營養素；但不能因為深色蔬菜營養價值比淺色蔬菜多，就只吃深色蔬菜，多樣化攝取不同顏色的蔬菜，才能獲取不同營養素，吃出一道健康的彩虹。

彩虹蔬菜獲取不同植化素

顏色	植化素	食物來源
綠	葉綠素、花青素、類黃酮素	許多葉菜類（青江菜、菠菜等）、綠花椰菜
黃	胡蘿蔔素、玉米黃素、葉黃素	玉米筍、黃甜椒、黃櫛瓜、胡蘿蔔
紫黑	花青素、白藜蘆醇、槲皮素	紅鳳菜、紫高麗菜、紫洋蔥、茄子
白	含硫化合物、多酚類、蒜素、吲哚、苦瓜苷	大蒜、苦瓜、洋蔥、白蘿蔔、菇類
紅	茄紅素、辣椒素	大番茄、紅甜椒、辣椒

■ 水溶性與非水溶性膳食纖維的區別？

　　膳食纖維屬於多醣類，在營養標示中屬於碳水化合物（醣類），有別於精製澱粉、精緻糖，膳食纖維幾乎不會被腸道分解吸收，所以不會產生熱量，也不會造成血糖上升，又可以分為水溶性膳食纖維及非水溶性膳食纖維兩大類：

　　曾經在營養諮詢門診遇過很排斥蔬菜的糖友，看到蔬菜就會反胃而無法入口，但深入了解後發現這位糖友可以接受非葉菜類的蔬菜，像是菇類、玉米筍、海帶等。其實沒有限制一定要選擇葉菜類，如果有排斥或過敏的食物都建議排除，選擇可以接受的食材，才有辦法確實執行。也遇過常出

	水溶性膳食纖維	非水溶性膳食纖維
功能	1. 延長食物在腸道內停留的時間，降低葡萄糖吸收的速度，讓血糖不會急速上升，穩定血糖。 2. 在腸道與膽酸結合而排出，促進膽固醇代謝成膽酸，降低血中膽固醇濃度，降低心血管疾病的發生率。 3. 可吸收腸道內的水分，使糞便較為柔軟，促使糞便成形。 4. 提供益菌養分，輔助好菌生長，維持良好腸道菌相。 5. 增加飽足感。	1. 增加糞便體積。 2. 促進腸道蠕動，促進排便，預防便祕，減少大腸癌發生率。 3. 減少腸道壓力。 4. 增加咀嚼次數，增加飽足感。
成分	果膠、膠類、黏質物	纖維素、半纖維素、木質素
食物來源	水果、豆類、燕麥、秋葵、木耳等	穀類、麩類、大部分蔬菜等

差到外地的糖友，反應出國較難選擇到高纖食物，這時建議購買市售纖維粉攜帶出國，加入水中或餐內做補充，回國後再多補充新鮮蔬菜。但仍要以食物為主，食品為輔的觀念，天然食材仍是最佳選擇。

　　許多人認為早餐很難攝取到蔬菜類，尤其是外食族，這時要怎麼增加膳食纖維的攝取？可以選擇高纖澱粉（如地瓜、全麥麵包、麥片等）取代精製澱粉增加纖維量，建議增加午、晚餐的蔬菜量，補足早餐沒吃夠的蔬菜量。有些年紀

大的糖友因有牙口問題而減少蔬菜的攝取量，建議可用一些烹調小技巧讓蔬菜質地變軟，例如選用嫩葉、切小塊、切絲或拉長烹調時間，都能讓蔬菜更好入口，蔬菜的攝取量對糖友真的非常重要。

■ 這些都是蔬菜類

葉菜類：菠菜、青江菜、空心菜、小白菜、紅鳳菜、芥菜等。

花菜類：花椰菜、高麗菜、甘藍、朝鮮薊等。

果菜類：大黃瓜、小黃瓜、苦瓜、扁蒲、茄子、大番茄、翼豆、秋葵等。

蕈菇類：香菇、杏鮑菇、洋菇、美白菇、鴻禧菇等菇類。

根莖菜類：胡蘿蔔、白蘿蔔、竹筍、蘆筍等。

芽菜類：豆芽、苜蓿芽、豌豆嬰等。

營養師小提醒 ● ●

我們常聽見的蒟蒻是一種塊莖草本植物，乾燥、磨碎、加鹼加工後變成食用的樣子，富含膳食纖維，類似於蔬菜類。

豆魚蛋肉聰明選，優質蛋白質很重要

　　豆魚蛋肉類為優質蛋白質的主要來源，給予人體所有無法自行合成的胺基酸，蛋白質能幫助生長發育及肌肉生長，考量油脂、飽和脂肪酸的含量，建議選擇順序為豆類＞魚、海鮮類＞蛋類＞禽肉、畜肉，但每一種都是優質蛋白質，都可以做選擇。

　　1.豆：指植物性蛋白質，黃豆、毛豆、黑豆及其製品（豆乾、豆腐等），沒有膽固醇、低飽和脂肪酸，也是茹素者重要的蛋白質來源。

　　2.魚：指魚類、海鮮（貝類、蝦類、蟹類等），魚類建議每週兩次以上，一次一掌心大小，可以選擇Omega-3不飽和脂肪酸含量較高的魚類，像是鯖魚、秋刀魚、鮭魚、沙丁魚、柳葉魚等。

　　3.蛋：各種蛋類，有些糖友會因擔心膽固醇問題而不敢食用雞蛋，其實雞蛋含有豐富的蛋白質及營養素，建議**無高血脂、家族性心臟血管疾病、脂肪肝、肥胖者或醫囑特別吩咐者可以每天吃一顆蛋**。且根據文獻指出，以均衡飲食原則及健康的烹調方式（不建議油炸）來食用雞蛋，不會增加心血管疾病的風險。如果蛋類攝取過多，須減少其他蛋白質食物的攝取（豆類、魚類、海鮮、肉類），避免蛋白質食用過

多，造成身體負擔。

4.肉：建議白肉（禽肉：雞、鴨、鵝）優於紅肉（畜肉：豬、牛、羊），因紅肉含較多飽和脂肪酸，故放在選擇的最後一位，且應避免選擇油炸及加工肉品，高飽和脂肪酸會增加心血管疾病的風險外，高油食物也會讓血糖不穩定。

■ 紅肉真的不好嗎？

紅肉有白肉無法相比的營養素，尤其是礦物質「鐵質」，不少人有貧血的困擾，缺鐵性貧血容易疲勞虛弱、臉色蒼白、掉頭髮等，這時可以選擇紅肉來補充鐵質，提醒選擇油花較少的紅肉，牛肉可選板腱肉、腰內肉及後腿肉，豬肉可選里肌肉及嘴邊肉。另外除了紅肉以外，可以選擇鴨血及豬血，也是鐵質豐富的食物。**不是只能吃白肉，紅肉沒有這麼可怕，可以依照每個人的狀況調整。**

傻傻分不清，吃的「豆」是蛋白質、澱粉，還是蔬菜？

豆魚蛋肉類（蛋白質）	全穀雜糧類（澱粉）	蔬菜類（膳食纖維）
黃豆、黑豆、毛豆及其豆製品	紅豆、大紅豆、綠豆、花豆、鷹嘴豆、扁豆、皇帝豆、豌豆、米豆	菜豆、長豆、四季豆、翼豆

有些肥胖或合併高血脂的糖友，曾經問過：「餐餐水煮，不吃油，能減重、改善三高嗎？」現代人三高問題多，相信許多人有這些迷思。油脂是重要的能量來源，油脂中的必需脂肪酸可協助人體吸收脂溶性維生素、構成細胞膜與荷爾蒙等，以維持正常生理機能，也能增加食物風味，**不能不吃油，而是要選好油、用對油！**如果人體缺乏油脂，可能會導致皮膚乾燥脫屑、掉髮、生長遲緩、記憶力減退、憂鬱等，大家常聽見油脂中的飽和脂肪酸、不飽和脂肪酸、Omega-3、6、9，有什麼差別呢？

■ 飽和、不飽和脂肪酸的差別，Omega-3、6、9有什麼不同？

首先介紹一下，脂肪的結構是由一個甘油分子及三個脂肪酸分子所組成，從食物中常見的可分為兩大類脂肪酸：

飽和脂肪酸（Saturated fatty acid）：含有十四個碳以上，不含雙鍵之脂肪酸，常溫下為固態，如飽和脂肪酸－硬脂酸。

不飽和脂肪酸（Unsaturated fatty acid），又分為單元、多元：

單元不飽和脂肪酸（monounsaturated fatty acids,

MUFA）：碳鏈上含有一個雙鍵的脂肪酸，如Omega-9單元不飽和脂肪酸－油酸。

多元不飽和脂肪酸（Polyunsaturated fatty acids, PUFA）：碳鏈上含有兩個以上雙鍵的脂肪酸，如Omega-6多元不飽和脂肪酸－亞麻油酸，多元不飽和脂肪酸又可分為Omega-6及Omega-3兩種 。

Omega-3、6、9食物來源有哪些呢？對身體健康的影響

油脂種類	食物來源	對健康的影響
飽和脂肪酸	豬油、牛油、奶油、棕櫚油、椰子油	使壞的膽固醇（LDL-C）上升、增加罹患心血管疾病的風險（中風、血栓、心臟病等）
Omega-9 單元不飽和脂肪酸	橄欖油、苦茶油、芥花油、酪梨油、茶籽油、玄米油	降低壞的膽固醇（LDL-C）、增加好的膽固醇（HDL-C）、有助於心腦血管健康
Omega-3 多元不飽和脂肪酸	多脂魚（鯖魚、秋刀魚、鮭魚、沙丁魚、鯡魚等）、海藻	必需脂肪酸，降低三酸甘油酯、抗凝血預防血栓、抗發炎、幫助腦部神經發育、預防憂鬱及失智
	油脂與堅果種子類（核桃、亞麻仁籽、奇亞籽、紫蘇油、亞麻仁籽油）	
Omega-6 多元不飽和脂肪酸	大豆沙拉油、葵花油、花生油、玉米油、葡萄籽油、紅花籽油	必需脂肪酸，調節身體代謝、促進免疫反應、保護細胞、幫助凝血；過量攝取會降低細胞發炎的防禦力，導致身體慢性發炎

有何不同呢？攝取失衡可能會導致無法維持生理機能平衡！

「Omega-9」為非必需脂肪酸（人體可以自行合成），有研究發現糖尿病患者攝取Omega-9單元不飽和脂肪酸可以降低三酸甘油酯及壞的膽固醇（LDL-C），降低發炎反應、保護心血管健康、增加胰島素的敏感性，像是橄欖油、酪梨油、苦茶油、芥花油等。「Omega-3」及「Omega-6」多元不飽和脂肪酸為必需脂肪酸，身體無法自行合成，須由飲食中攝取；常見的「Omega-3」有三種，EPA（Eicosapentaenoic acid）、DHA（Docosahexaenoic acid）、ALA（α-linolenic acid），EPA與DHA食物來源多為動物性來源的多脂魚類，ALA主要為植物來源的油脂與堅果種子類，ALA可以經人體轉換成EPA與DHA，但轉換率低於10%。「美國心臟協會（American Heart Association, AHA）」建議每週攝取兩次一百公克的魚[6]，以多脂魚（鯖魚、秋刀魚、鮭魚、沙丁魚、鯡魚等）為主。「Omega-6」比較常見於家庭烹調用油，大豆沙拉油、葵花油、葡萄籽油等。

烹調用油建議選擇以單元不飽和脂肪酸（Omega-9）及多元不飽和脂肪酸（Omega-3、Omega-6）為主，並以Omega-9單元不飽和脂肪酸含量較高的為佳，不建議使用飽

和脂肪酸高的動物油、棕櫚油及椰子油，並避免高油飲食，油炸、肥肉、動物皮等高飽和脂肪酸的食物，會增加罹患心血管疾病的風險，高油飲食也會使血糖降不下來。

根據「美國心臟學會」建議最佳的油脂攝取比例為多元不飽和脂肪酸（Omega-3、Omega-6）：單元不飽和脂肪酸（Omega-9）：飽和脂肪酸＝1：1.5：0.8，其中Omega-3與Omega-6的比例為1：1。如果覺得要分別食用不同油品及食物來獲取這些脂肪酸而感到麻煩，目前市售也有Omega-369的調合油，對忙碌的上班族也是個省時省事的好選擇。

■ 烹調方式決定油品的選擇

每種油品的發煙點不太相同，發煙點又稱冒煙點（smoke point），是指「油品在烹煮時能承受的最高溫度」，簡單來說就是油品加熱後冒煙那一刻的溫度，當烹煮的溫度高於油品發煙點時，會開始冒煙、變質、裂解，進而產生對人體有害的物質。

不飽和脂肪酸的弱點就是有「雙鍵」，因此有兩個雙鍵以上的「多元不飽和脂肪酸」，高溫環境下很容易氧化而變質，而飽和脂肪酸發煙點較高，適合高溫烹調，所以

外食鹹酥雞、熱炒大都是用豬油（飽和脂肪酸）烹調。我們應以烹調的方式來決定油品的選擇（圖1-5），對健康來說非常重要，而油品的發煙點會因榨取方法、等級、脂肪酸成分比例等而有所差異。

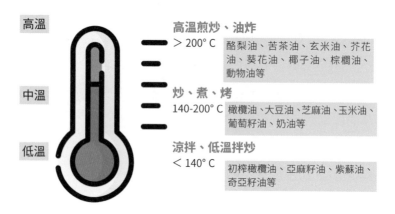

高溫　高溫煎炒、油炸
　　　＞ 200° C　酪梨油、苦茶油、玄米油、芥花油、葵花油、椰子油、棕櫚油、動物油等

中溫　炒、煮、烤
　　　140-200° C　橄欖油、大豆油、芝麻油、玉米油、葡萄籽油、奶油等

低溫　涼拌、低溫拌炒
　　　＜ 140° C　初榨橄欖油、亞麻籽油、紫蘇油、奇亞籽油等

圖1-5 常見油品適合的烹調方式

■ 高油食物會導致飯後血糖偏高

　　油脂不像醣類會直接使血糖上升，但油脂在體內代謝比較慢，攝取高醣高油飲食會延緩胃部排空的速度，使血糖下降的速度變慢，導致飯後血糖偏高，可能還會影響下一餐的餐前血糖（圖1-6），且高油食物伴隨著高熱量，會使體重

上升，增加胰島素抗性，讓血糖控制更不穩定。

　　不管是飽和脂肪酸還是不飽和脂肪酸，使用任何油品過量都會影響飯後血糖，應該遵循「不過度高溫油炸」和「不過量攝取」等兩項原則。各種食材烹調方式可以選擇以蒸、燙、煮、烤、燉、滷、煎、炒取代高油高醣的油炸、三杯、紅燒、糖醋等料理方式，以減少油脂、人工調味料的攝取，還有一些隱藏的油脂，加工製品、糕餅類、甜食類等都要小心控制攝取量。

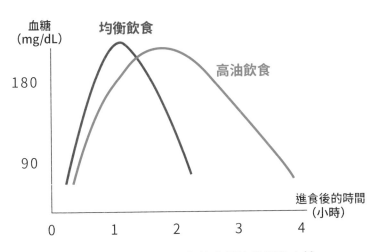

圖1-6 高油飲食與均衡飲食相比的飯後血糖

■ 堅果種子如何挑選？

除了烹調用油外，攝取堅果種子類也能獲取不飽和脂肪酸，還可以攝取其他豐富的營養素，維生素B群、維生素E、礦物質鋅、鎂等，對健康有益處，能抗氧化、減少自由基、保護心血管、降低心血管疾病的風險。建議每天一湯匙的堅果種子類（如杏仁果五粒、花生十粒、腰果五粒），湯匙大小為一般外食用的免洗湯匙或家用喝湯的鐵湯匙，也可以將堅果種子分成三餐食用，每餐一茶匙。我們也能以堅果種子類取代部分烹調用油，如果不小心攝取過多堅果種子，就減少烹調用油，例如一道青菜用燙的，或是主菜改用清蒸魚、滷雞腿，控制油脂的總攝取量，避免攝取過多熱量導致肥胖，也影響血糖。而市售有很多風味的堅果，例如楓糖、蒜香、椒鹽、油炸酥脆的口味，這些風味堅果會攝取過多調味料，增加糖分、鹽分的攝取，所以挑選堅果以「低溫、烘焙、無調味、包裝完整、新鮮」為原則。

■ 酒精的建議，飲酒過量會影響血糖波動

不論是否為糖友，都會有應酬、聚餐、節日歡慶等活動，偶爾想要喝一杯，不喝就覺得掃興，難道糖友就要滴酒不沾嗎？其實還是可以適量飲酒。地中海飲食中適量飲酒

（主要針對紅酒）對心血管有益處，可以增加高密度膽固醇（好的膽固醇）的濃度，預防血管阻塞的發生，但好處不是來自酒精，而是紅酒由葡萄釀造製成，葡萄含多酚類，有助抗氧化作用，但過度飲酒就會造成身體負擔，像是增加三酸甘油酯、胰臟炎、肝病、癌症等風險。

「空腹飲酒」容易造成低血糖，酒精會抑制糖質新生作用、抑制肝醣分解、抑制胰島素抗性，進而導致低血糖。而「飯後飲酒」過量會導致血糖偏高，增加胰島素抗性、刺激肝醣分解，血糖控制不佳的糖友不建議喝酒。糖友要怎麼飲酒？可以喝多少呢？首先，**「不要空腹飲酒，也不要在高血**

常見的酒品建議量

種類	酒精濃度	男性建議量	女性建議量
啤酒	3.5%	720毫升	360毫升
紅、白葡萄酒	12%	200毫升	100毫升
紹興酒、清酒、梅酒	15～16%	160毫升	80毫升
伏特加、威士忌、白蘭地、琴酒	40～41%	60毫升	30毫升
高粱酒	58%	40毫升	20毫升

糖的時候飲酒」，能不飲酒更好！

　　成年人飲酒的建議量，男性為二當量（約二十公克酒精量），女性為一當量（約十公克酒精量），「酒精克數計算＝酒的毫升×酒精百分比×0.785（酒精密度）」，「酒精熱量計算＝酒精克數×7大卡」。

> **營養師小提醒** ● ●
>
> 「二〇二三年加拿大飲酒與健康新指南」建議不飲酒最好，不管是哪種酒，葡萄酒、啤酒、烈酒等，即使少量酒精都會對健康產生危害，無論年齡、性別、種族、生活方式如何，都是少喝為妙！

■ 水分的建議，喝水大學問

　　許多人會以口渴不渴當作喝水的指標，但「不渴不代表身體的水分足夠」，水分的攝取很重要，人體有60～70％為水分，水分可以促進新陳代謝、調節體溫、保持皮膚的彈性、協助養分運輸，所以不管是不是糖友，每個人都必須補充足夠的水分。喝多少水才夠？

　　飲水量建議分次飲用，例如每次二百～五百毫升，不建議快速大量灌水，而咖啡、飲品、湯品的液體也計算在水分

的攝取中（固體食物的水分不算），水分不只與年齡有關，也會因個人的體重、體質、工作、生活習慣、居住環境有關，像是天氣過熱、大量運動、勞力活動等有大量流汗時，都應額外多補充水分。另外提醒有腎臟疾病者，若有需要限制水分，建議至醫療院所評估。

年齡層	每日飲水量建議	舉例
六個月～一歲	不超過體重（公斤）×30毫升	嬰兒6公斤：180毫升
一歲以上（體重十公斤以下）	體重（公斤）×100毫升	孩童8公斤：800毫升
一歲以上（體重十公斤以上）	（體重公斤－10）×50＋1000毫升	孩童15公斤：1250毫升
一歲以上（體重二十公斤以上）	（體重公斤－20）×20＋1500毫升	孩童25公斤：1600毫升
七～十二歲（體重二十公斤以上）	體重（公斤）×50～60毫升	孩童30公斤：1500～1800毫升
十三～十八歲青少年、十九歲以上成年人及高齡者	體重（公斤）×30～35毫升	50公斤：1500～1750毫升

■ 尿液顏色分辨是否缺水

如果不想計算每天飲水量夠不夠，可以直接用「尿液顏色」分辨是否缺水，正常情況下，尿液多呈透明狀，顏色由淡黃色到黃褐色，也會隨著食物、藥物、維生素和疾病的影響而有所不同，因此，尿液可以當作是否需要補充水分或身體情況是否良好的簡易指標之一。

濃茶色：嚴重缺水，表示可能已經一～二天完全沒有攝取水分，此時喝水對腸胃道吸收來說速度已經太慢，建議尋求醫療院所協助，須吊點滴補充水分（濃茶色尿液較少見，應先排除藥物、食物或其他疾病造成尿液顏色改變的原因）。

烏龍茶色：缺水，身體可能已出現缺水狀態，應立即補充水分。

黃色：正常，但可能有一段時間未補充水分或有持續出汗的情形，仍需要持續補充水分。

淺黃色／透明黃色：正常，體內水分充足，可正常補充水分。

透明無色：體內水分可能過多，暫時不需要補充。

| 濃茶色 | 烏龍茶色 | 黃色 | 淺黃 / 透明黃色 | 透明無色 |

運動對血糖的好處

許多糖友都知道運動對血糖控制有幫助，但卻常忽略。運動能促進胰島素分泌、降低胰島素阻抗、降低糖化血色素，控制體重、血糖、減少體脂肪，也有助於減少心血管疾病的發生率，以及預防骨質疏鬆。

能走不要站、能站不要坐、能坐不要躺，動得多、坐得少，活動量增加對血糖有幫助，應減少日常久坐行為的時間。美國糖尿病學會針對「成年人糖尿病」運動，建議中度以上的有氧運動（提升心肺耐力），每週至少一百五十分鐘，可以分配至每週三～五天，不要超過兩天以上不運動，並建議每週二～三次的阻力運動（提升肌耐力）主要是針對四肢、軀幹等主要肌肉群，選擇適合的強度（輕度到中度皆可），循序漸進，增加肌耐力及肌肉量。

而針對「六十五歲以上高齡糖尿病患者」建議每週二～三次的伸展運動，可以改善柔軟度、平衡感；另外「兒童及青少年糖尿病患者」的運動建議為每天中度以上有氧運動至

少六十分鐘，以及每週三天以上進行高度的阻力運動（增強肌肉及骨骼活動）。還有一種是將不同強度的運動交叉訓練的間歇性運動，研究也發現間歇性運動能改善胰島素阻抗，讓血糖波動較穩定，降低體脂肪。

類型	有氧運動 （提升心肺耐力）	阻力運動 （提升肌耐力）	伸展運動 （柔軟度、平衡）	間歇性運動
舉例	健走、慢跑、騎腳踏車、游泳、登山	彈力帶、握力球、舉啞鈴、蹲馬步	瑜伽、太極拳、柔軟拉筋操	高低強度交叉訓練，例如：快跑－慢走－快跑

運動除了種類以外，也有分強度：

強度	定義
高度運動	從事十分鐘以上，無法邊運動邊和人輕鬆說話，這類運動會讓身體覺得很累，也會流很多汗。
中度運動	從事十分鐘以上，還能順暢地說話，但無法唱歌，這類運動會讓身體覺得有點累，流一些汗。
輕度運動	不太費力的輕度運動。
坐式	屬於靜態活動，不算運動。

■ 運動前中後該不該補充碳水化合物？

　　建議糖友開始運動前先評估自己的疾病及血糖狀況，如果有併發症（大血管病變、視網膜病變、腎臟病變、自主／

周邊神經病變），要謹慎選擇適合的運動，建議可以先請醫師評估，像是視網膜病變者就不適合進行高強度阻力運動，或是需要出很大力氣的激烈有氧運動（如激烈的舞蹈及跑步等），運動時建議可以先量測血糖，判讀目前適不適合運動及該不該補充食物[7]：

運動前血糖	運動前	運動中	運動後
< 70mg/dL	不建議運動，為低血糖，應立即補充十五公克的碳水化合物（低血糖詳見第84頁）		
< 90mg/dL	先補充十五～三十公克可以快速吸收的碳水化合物。 1. 距離運動一～二小時以上：可以選擇好消化的固體食物做補充，如水果、白吐司等。 2. 距離運動一小時內：選擇液體補充，如果汁、運動飲料等。	每增加三十分鐘的運動，建議補充十五公克碳水化合物，以高升糖的為主（果汁、運動飲料等）。	1. 運動時間＜三十分鐘：不需要額外補充。 2. 運動時間＞一小時：以體重評估，補充碳水化合物〇‧五～一公克／公斤／小時，或直接補充十五～三十公克的碳水化合物，搭配蛋白質食物更佳，如牛奶、優酪乳等。
90 ～ 150 mg/dL	直接運動		
150 ～ 250 mg/dL	直接運動	運動過程中，血糖＜150 mg/dL，再補充碳水化合物。	
> 250mg/dL	不建議運動，建議檢測酮體，因為這時身體胰島素不足或敏感度不佳，會使血糖更高，可能誘發酮酸中毒。		

如果運動前無法量測血糖的糖友，建議先補充十五公克的碳水化合物再運動，運動中和運動後補充的碳水化合物分量會因個體差異、運動強度而不同，應視當下血糖而定；提醒運動後六～十五小時密切注意是否出現低血糖，必要時可以多檢測血糖，運動期間也不要忘記補充流失的水分。

営養師小提醒 ● ●

十五公克碳水化合物＝一份醣＝一份水果＝果汁一小瓶（約一百二十毫升）＝運動飲料一小瓶（約二百五十毫升）

運動完，血糖沒降反增？

門診曾有糖友詢問，為什麼運動完量測血糖沒有下降，反而還比運動前高？我相信其他人也有這樣的經驗，可能原因為以下三種：

■ 胰島素分泌不足或不敏感

運動時，身體需要細胞提供能量，會利用血液中的葡萄糖和肝臟中的肝醣，運動消耗葡萄糖後，會讓人體的血糖值

降低。不過，葡萄糖需要足夠的胰島素才能被利用，所以，如果沒有足夠的胰島素或胰島素不敏感，葡萄糖就無法被利用提供能量所需，最後葡萄糖存在於血液中，導致運動後血糖值升高。

■ 壓力荷爾蒙增加

運動時交感神經會興奮，分泌身體的壓力荷爾蒙（皮質醇），刺激肝醣轉換成葡萄糖提供身體所需，這時葡萄糖釋放至血液中，導致血糖值升高。

■ 高血糖去運動

如果血糖 > 250 mg/dL 還去運動，會增加胰臟負擔，因為這時身體胰島素不足或敏感度不佳，無法利用血液中的葡萄糖產生能量，身體會分解蛋白質或脂肪來提供能量，可能會誘發酮酸中毒，並使血糖值更高，所以非常不建議高血糖的狀況下還去運動。

免算熱量，
剪刀石頭布簡易手掌法則，
均衡又穩糖

　　對許多高齡長者或有些人而言，計算每日所需熱量，分配三大營養素、六大類食物，不容易也很不方便。外食也無法帶著餐盤或電子秤去評估食物分量，這時可以參考國民健康署於二〇一八年公布的「我的餐盤」圖像，將每日應攝取的六大類食物以圖像化呈現，讓民眾了解每餐六大類食物要吃的分量。

　　針對糖尿病患者，營養師微調碳水化合物的攝取量，教大家簡單易行的飲食原則，「運用簡易手掌法則」是利用自己的手掌、拳頭、大拇指來評估食物的分量，口訣為「剪刀石頭布，健康比個讚」，讓吃飯更簡單，控制血糖更有效率，做一個快樂的控醣人，不管是否有糖尿病，男女老少都適用這個簡易手掌法則。

「剪刀石頭布，健康比個讚」，簡易手掌法則

跟著口訣比手勢，首先先比「剪刀」，相當於數字的「2」，「每天兩杯乳製品」，代表乳品類的牛奶、優格、起司等，以及控制水果的攝取量「每天水果二拳頭」；接下來比「石頭」，代表拳頭，水果的分量每次一個拳頭，以及主食的每餐「全穀雜糧一拳頭」，還有蔬菜類的每餐「彩虹蔬菜二拳頭」；再來是比「布」，代表蛋白質的食物，每餐「豆魚蛋肉一掌心」，最後豎起大拇指比個「讚」，代表除了烹調用油以外，建議額外補充堅果種子類的分量，「每天堅果一拇指」（圖1-7）。

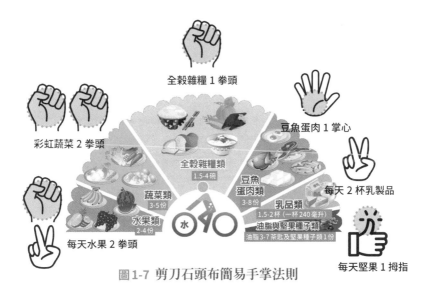

圖1-7 剪刀石頭布簡易手掌法則

許多人會疑惑每個人手掌、拳頭、拇指大小都不一樣，要以男性還是女性的手呢？其實是以自己的手去評估，每個人都是獨一無二的個體，都有個體差異，身高、體重也不相同，所以用自己的手評估就可以了。

1.剪刀＝數字「2」：代表「每天兩杯乳製品」、「每天水果二拳頭」。

2.石頭＝拳頭：代表水果分量每次一個拳頭，一天兩次水果量，以及每餐「全穀雜糧一拳頭」、每餐「彩虹蔬菜二拳頭」。

3.布＝掌心：每餐「豆魚蛋肉一掌心」，掌心不包含手指頭喔！

4.讚＝大姆指：代表「每天堅果一拇指」，也可以用一湯匙去評估每天的攝取量。

營養師小提醒 ● ●

口訣內有「每天」的為一整天的攝取量，「每天兩杯乳製品」、「每天水果二拳頭」、「每天堅果一拇指」；沒有則是每餐的攝取量，每餐「全穀雜糧一拳頭」、每餐「彩虹蔬菜二拳頭」、每餐「豆魚蛋肉一掌心」。

■ 每天兩杯乳製品

「每天」建議攝取一～二杯鮮乳，乳品類含有蛋白質及鈣質，除了鮮乳以外，優格、優酪乳、起司等都是良好的乳製品來源（圖1-8），以下為常見乳品類分量圖，其他乳品類分量換算，詳見附錄一。

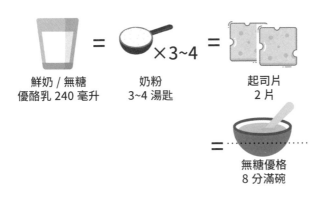

鮮奶／無糖
優酪乳 240 毫升

奶粉
3~4 湯匙

起司片
2 片

無糖優格
8 分滿碗

圖1-8 常見乳品類分量圖

■ 每天水果二拳頭

「每天」二個拳頭大的水果量，建議不要同一餐吃完，可以分兩次吃，每次分量為一個拳頭大小（約一份水果量），也可以切塊放入碗內，約八分滿～一碗（家用飯碗）的量＝一份水果，如果是果乾類，如葡萄乾、蔓越梅乾等約為一湯匙的量（外食免洗湯匙或家用喝湯鐵湯匙的大小）＝

一份水果。以下為常見水果分量圖（圖1-9）。其他種類水果分量換算，詳見附錄一。

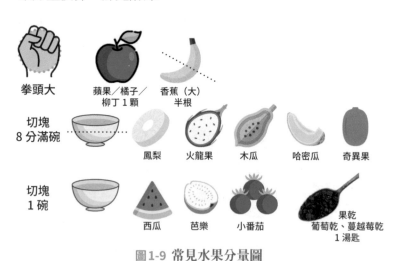

圖1-9 常見水果分量圖

拳頭大

蘋果／橘子／
柳丁1顆

香蕉（大）
半根

切塊
8分滿碗

鳳梨　火龍果　木瓜　哈密瓜　奇異果

切塊
1碗

西瓜　芭樂　小番茄

果乾
葡萄乾、蔓越莓乾
1湯匙

■ 全穀雜糧一拳頭

圖1-10 全穀雜糧一拳頭

　　「每餐」的全穀雜糧類（醣類），飯量為自己的一個拳頭大小，女性一個拳頭大小約為半碗到八分滿的飯量（二～

三份醣類），男性一個拳頭大小約為八分滿到一碗的飯量（三～四份醣類），一份醣類為十五公克碳水化合物，等於四分之一碗飯（圖1-11）。

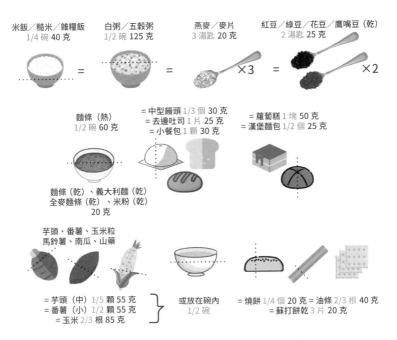

米飯／糙米／雜糧飯
1/4 碗 40 克

白粥／五穀粥
1/2 碗 125 克

燕麥／麥片
3 湯匙 20 克　×3

紅豆／綠豆／花豆／鷹嘴豆（乾）
2 湯匙 25 克　×2

麵條（熱）
1/2 碗 60 克

= 中型饅頭 1/3 個 30 克
= 去邊吐司 1 片 25 克
= 小餐包 1 顆 30 克

= 蘿蔔糕 1 塊 50 克
= 漢堡麵包 1/2 個 25 克

麵條（乾）、義大利麵（乾）
全麥麵條（乾）、米粉（乾）
20 克

芋頭、番薯、玉米粒
馬鈴薯、南瓜、山藥

= 芋頭（中）1/5 顆 55 克
= 番薯（小）1/2 顆 55 克
= 玉米 2/3 根 85 克

或放在碗內
1/2 碗

= 燒餅 1/4 個 20 克　= 油條 2/3 根 40 克
= 蘇打餅乾 3 片 20 克

圖1-11 常見全穀雜糧類分量圖（以一份碳水化合物代換）

不管是五穀飯、糙米飯、雜糧飯的飯類都與白米飯分量相同（一碗白飯等於一碗糙米飯的碳水化合物），如果是吃麵食，以熟食的體積去換算，約為白飯體積的二倍（一碗白

飯約等於二碗熟麵的碳水化合物量），所以白飯吃一拳頭，麵類（熟食）的體積為自己的二個拳頭大小。以圖1-11常見的全穀雜糧類分量換算為例，其他種類詳見附錄一。

■ 彩虹蔬菜二拳頭

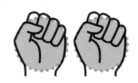

圖1-12 彩虹蔬菜二拳頭

「每餐」二個拳頭大的蔬菜量（以蔬菜煮熟的量去評估，生菜約為熟食的二倍體積），簡單來說就是蔬菜量為飯量（一個拳頭大）的二倍。有糖友說外食很難吃到那麼多蔬菜量或有部分糖友不是那麼喜歡吃蔬菜，建議至少飯吃多少，蔬菜就要吃多少，不能少於飯的攝取量（至少一個拳頭大）！

現在許多店家有提供加點燙青菜、小菜等服務，便利商店和超商也有生菜沙拉、關東煮（杏鮑菇、筊白筍、白蘿蔔等）、蔬菜滷味等提供民眾做選擇，其實外食的蔬菜選擇滿多元，可以補充到不足的蔬菜量。有許多糖友常反應早餐真的沒辦法吃到蔬菜，那就由午餐、晚餐補充不足的蔬菜量。

早餐的澱粉類食物，為了增加膳食纖維的攝取，也可以改選擇高纖、未精製的主食，像是地瓜、燕麥、全麥麵包等。（外食族飲食技巧請參見Chapter 2）

■ 豆魚蛋肉一掌心

圖1-13 豆魚蛋肉一掌心

　　蛋白質的攝取很重要，很多老一輩的糖友會忽略蛋白質的攝取量，簡單稀飯配醬瓜或一碗乾拌麵就解決一餐，長期會造成營養不良、血糖控制不佳。建議豆製品、魚、海鮮、蛋類、肉類這些優質蛋白質的攝取量加起來「每餐」至少要一掌心大小，不包含手指頭（圖1-13），厚度為自己手掌的厚度，女性一個掌心大小約為一・五～二份（十一～十四公克蛋白質），男性為二・五～三份（十八～二十一公克蛋白質），有足夠的蛋白質才能讓身體不消耗肌肉當作能量、維持身體代謝，也能增加飽足感，讓血糖更穩定。

■ 量測自己的手掌是幾份蛋白質

　　每個人的手掌大小不同，快來量測自己的手掌是幾份蛋白質（圖1-14），假設手掌大小為三份蛋白質，就等於一顆滷蛋＋一支小翅腿＋一小塊魚肉（圖1-15），可以用來簡易評估豆魚蛋肉的攝取量。

　　上述的「豆魚蛋肉一掌心」建議為每餐豆魚蛋肉至少一掌心，不包含手指頭，若有規律運動且沒有腎臟疾病的糖友，可以增加至每餐一手掌，女性一個手掌大小約為三～四份（二十一～二十八公克蛋白質），男性約為四～五份（二十八～三十五公克蛋白質）。

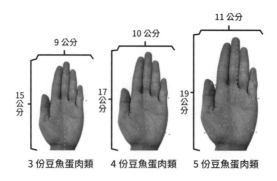

圖1-14 以自己手掌評估蛋白質分量

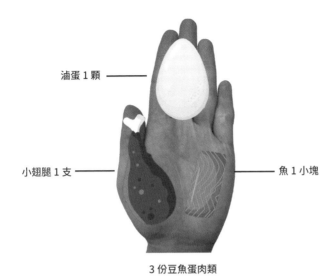

滷蛋 1 顆

小翅腿 1 支　　　　　　　　　　　　　魚 1 小塊

3 份豆魚蛋肉類

圖1-15 三份豆魚蛋肉類舉例

■ 每天堅果一拇指

圖1-16 每天堅果一拇指

前面提到烹調用油建議選擇不飽和脂肪酸高的植物油，如橄欖油、苦茶油、芥花油、酪梨油等，另外建議「每天」額外補充「一拇指」的堅果種子類，約等於「一湯匙」，也

可以用外食免洗湯匙或喝湯鐵湯匙來評估每天一湯匙的堅果種子類攝取量。

這些都是堅果類，全部加起來每天一湯匙：核桃、胡桃、杏仁、夏威夷豆、開心果、花生、腰果、芝麻、松子、葵瓜子、亞麻仁籽等。分成三餐食用也可以，「每餐」的堅果種子量為「一茶匙」（三茶匙＝一湯匙），用拇指評估約「一指節」（三指節約等於一拇指）。

逆轉餐盤，
改變用餐順序

　　一般來說，傳統的進食習慣通常是先吃飯，再吃菜和肉，但目前有研究表示，如果調整進食的順序，先吃低升糖指數的食物，有助於讓血糖波動較小，以食物消化速度來說，「蔬菜類、豆魚蛋肉類」比「全穀雜糧類、水果類」升糖的速度慢，所以可以嘗試改變進食習慣，讓飯後血糖更穩定，但仍要注意食物攝取量，僅改變進食順序，沒有控制攝取量，血糖仍會飆升！

　　《Diabetes Care》書中一項美國臨床研究，針對體重過重的第二型糖尿病患者，以組內交叉研究的方式進行，同一餐吃同樣的食物，但吃的順序不同，第一週先讓糖友吃「全穀雜糧類、水果類」食物，過十五分鐘後，再吃「蔬菜類、豆魚蛋肉類」食物，經過一週後將吃飯順序倒過來，先吃「蔬菜類、豆魚蛋肉類」食物，十五分鐘後再吃「全穀雜糧類、水果類」，測量餐前血糖和餐後三十、六十、一百二十分鐘的血糖變化，還有分析葡萄糖與胰島素的濃度，結果發現，

先吃「蔬菜類、豆魚蛋肉類」，再吃「全穀雜糧類、水果類」，餐後血糖上升的幅度較小、胰島素的分泌也較平穩。

《*Journal of Clinical Biochemistry and Nutrition*》書中一項日本的臨床報告，針對第二型糖尿病患者進行兩年半的隨機交叉觀察性研究，一組「先吃蔬菜再吃碳水化合物」，另一組進食順序相反「先吃碳水化合物再吃蔬菜」，測量餐前血糖和餐後三十、六十、一百二十分鐘的血糖變化，發現「先吃蔬菜再吃碳水化合物」這組有明顯較低的飯後血糖

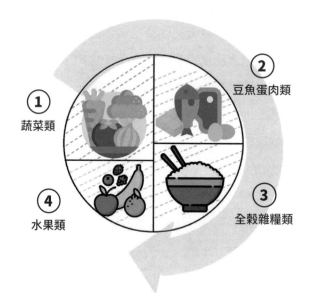

圖1-17 逆轉餐盤

值，胰島素的分泌也較平穩，能改善飯後血糖的波動，對長期的血糖控制有益處。另外血糖值正常的一般人，同樣發現先吃蔬菜再吃碳水化合物，血糖的波動比較平穩。

■ 先吃「蔬菜類、豆魚蛋肉類」的食物

富含膳食纖維的「蔬菜類」，能增加飽足感、延緩胃排空的速度，有效減緩餐後血糖上升的速度。「豆魚蛋肉類」蛋白質的食物消化速度較慢，停留在胃的時間比較久，也有飽足感，提醒選擇這類食物時，要注意減少高油的油炸物、加工肉品等，高油脂食物也會影響血糖的波動。

■ 再吃「全穀雜糧類、水果類」的食物

「全穀雜糧類」（澱粉）升血糖的速度較蔬菜類、豆魚蛋肉類快，但又不能不吃澱粉，所以選擇好的澱粉很重要。以未精製的全穀雜糧類為主，最後再吃「水果類」，水果類含有果糖、蔗糖、葡萄糖升血糖速度相較快，所以放在最後吃，且有些水果有消化酵素可以促進消化。

> **營養師小提醒** ● ●
>
> 分量控制比吃飯順序更重要，若改變進食順序，卻沒有控制吃的量，血糖也會飆升！

甜味劑的建議

　　部分糖友為嗜甜者、甜食控、飲料控，短時間無法戒糖，除了減少攝取量外，建議嗜甜者可以使用甜味劑取代精緻糖，降低碳水化合物及熱量的攝取，像是習慣喝手搖飲的糖友，可以選擇無糖飲品再額外添加甜味劑飲用，可做為短期取代含糖飲料的方法，但整體而言仍鼓勵糖友慢慢減少含糖及甜味劑的食物攝取，以無糖為主，並多飲用白開水，不建議長期使用代糖。甜味劑可分為「天然甜味劑」及「人工甜味劑」，又可分為能產生熱量的「營養性甜味劑」，為甜度較低的代糖，以及熱量幾乎為零的「非營養性甜味劑」：

營養師小提醒 ● ●

哺乳及孕婦建議避免食用人工甜味劑，以免影響胎兒生長。

分類	天然甜味劑		人工甜味劑				
類別	糖醇類 Sugar alcohol（山梨醇、木糖醇、赤藻糖醇）	甜菊糖 Stevioside	糖精 Saccharin	甜精 Cyclamate	阿斯巴甜 Aspartame	醋磺內酯鉀 sulfame-K	蔗糖素 Sucralose
熱量	0.4～2.6大卡/公克	無（人體無法代謝）	無	無	4大卡/公克	無（人體無法代謝）	無（人體無法代謝）
常用於食品中	口香糖、糖果、果醬	蜜餞、醃製品	蜜餞、碳酸飲料	蜜餞、碳酸飲料	飲料（ZERO可樂、健怡可樂）、口香糖	口香糖、營養品、烘焙食品	口香糖、飲料、烘焙食品
穩定性	可加熱	可加熱	可加熱	可加熱	不耐熱	可加熱	可加熱
甜度約為蔗糖的幾倍	0.3～0.9	300	300	30～50	180～200	200	600
每日安全劑量	安全，不指定	每公斤體重4毫克	每公斤體重15毫克	每公斤體重11毫克	每公斤體重50毫克	每公斤體重15毫克	每公斤體重5毫克
安全性問題	超過50毫克可能有腹瀉的情形		哺乳及孕婦禁用		苯丙酮尿症禁用		

※ 熱量標示為無的屬於「非營養性甜味劑」，而阿斯巴甜因甜度高而使用量極少，幾乎可以從食物中的熱量忽略，也歸屬於非營養性甜味劑。

當代糖取代甜味時，可能會增加吃甜食的渴望，且攝取添加代糖的食物會降低飽足感、覺得減少總熱量的攝取，反而增加食欲，吃進去更多熱量，造成體重增加。代糖雖然不具什麼熱量，但也不會幫助減肥！目前代糖的研究與代謝的改變有關，代糖可能會破壞腸道菌叢的平衡，進而影響代謝，與代謝疾病有關，但這個結論需要更多研究來證實。（代糖對健康有什麼影響詳見第189頁）無論是精緻糖還是代糖，適量攝取、偶爾攝取就好，建議可以試著逐漸減少糖的攝取，不讓自己再被甜味綁架。

其他微量營養素及
草藥的建議

　　許多糖友會聽信偏方買營養補充劑、中草藥或香料來改善血糖，雖然有許多營養素、中藥草對血糖有益的相關研究，但目前沒有足夠證據支持長期使用營養補充劑、中草藥、天然香料，如維生素C、D、 E、礦物質鉻、肉桂、苦瓜胜肽等可以改善糖尿病，所以美國糖尿病學會沒有建議將這些食品用於血糖控制上，如果要嘗試，請務必記得不是補充這些食品，血糖控制就能一勞永逸，仍需保持健康飲食型態、規律運動、良好的生活作息、定期回診及遵照醫囑服藥，才能有效避免血糖失控。

低血糖該怎麼處理？

「不是說糖尿病不能喝含糖飲料，為什麼血糖低就要喝糖水？」首先先了解低血糖有哪些症狀。對糖友而言，低血糖一般是指血糖值低於70 mg/dL，症狀包含頭暈、發抖、冒冷汗、饑餓、疲累、虛弱、視力模糊、焦慮等，嚴重可能會危及生命，昏迷死亡。此時需要立即補充含糖食物，讓身體快速恢復正常值，待症狀緩解後，記錄低血糖的時間和找出原因，避免再次發生。

當有低血糖症狀，量測血糖低於70 mg/dL時，要立即補充十五公克的碳水化合物，以液體或精緻糖為主，比較能快速吸收，也能及時提升血糖值，像是方糖、砂糖、糖果、果汁、糖水、含糖飲料、蜂蜜或至醫療院所購買葡萄糖液等，做為低血糖時急救用。補充完碳水化合物，等待十五分鐘，重新測量血糖，若血糖仍低於70 mg/dL，請再次補充十五公克碳水化合物，如果補充兩次血糖仍處於低血糖，就要趕快就醫！若低血糖昏迷時，請身旁的親友用手指沾取糖漿或蜂

蜜塗抹在患者口腔內並盡快送醫（圖1-18）。

有些糖友為假性低血糖，平常高血糖久了，血糖下降到正常值，例如血糖400 mg/dL降到200 mg/dL，也會出現類似低血糖的症狀，這是因為身體還來不及適應血糖快速變化產生的症狀，稱為「假性低血糖」。當血糖很高卻有低血糖症狀發生時，建議坐著休息，補充水分即可。

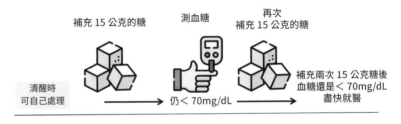

補充 15 公克的糖　　測血糖　　再次補充 15 公克的糖

清醒時
可自己處理

仍＜ 70mg/dL

補充兩次 15 公克糖後
血糖還是＜ 70mg/dL
盡快就醫

昏迷時
身旁的人處理

身旁的人，用手指沾取糖漿或蜂蜜
塗抹在患者口腔內，盡快就醫！

15 公克的糖如下：
1. 方糖、糖果 3 顆
2. 果汁、糖水、含糖飲料 120-150 毫升
3. 蜂蜜、糖漿 1 湯匙
4. 葡萄糖液 1 包（醫療院所購買）

圖1-18 低血糖處理示意圖

養成飲食定時定量、量測血糖的習慣，可以隨身攜帶糖果，當高強度運動或延後用餐造成低血糖時，可以緊急備用。嚴重低血糖的發生頻率及風險增高，會影響腦部神經細

胞，影響認知功能、導致智能不足、行為異常等情形。研究顯示，發生過低血糖的第二型糖尿病患者，增加失智症的風險比沒有發生過的糖友高，且發生過的次數增加，風險也更高！也有研究證實低血糖與失智症是雙向關聯，低血糖會增加失智症的機率，而失智的糖尿病患者也較容易發生低血糖的風險。低血糖會誘發發炎反應，增加心血管疾病的風險及死亡率，如中風、猝死、心肌梗塞等，所以糖友要避免低血糖的發生！

2
CHAPTER

▽

外食穩糖攻略

生活步調忙碌的現代，多數人很難餐餐在家煮而選擇外食，成為三餐「外食族」。外食風氣興盛，選擇多且方便，路邊傳統小吃、速食店、異國美食、便當店、手搖飲等，雖然便利，但無形中容易吃進許多熱量、油脂、糖分、鹽分，這些不健康的飲食習慣，造成營養失衡，加上平常沒有規律運動及不良的生活型態，會讓身體健康拉警報。

相信不管是否為糖友，一定有許多外食族，包含營養師自己也有一半的時間都是外食，曾遇見許多民眾問外食怎麼吃才能讓身體減少負擔？怎麼吃才能避免肥胖、三高等慢性病纏身？也有糖友擔心外食影響血糖而不敢出席社交活動、不敢聚餐，或者怕吃這個、怕吃那個，不僅影響人際關係及生活品質，血糖也沒有控管好，甚至罹患憂鬱症。

外食時無法帶著餐盤或電子秤去評估食物的分量，這時可以運用第一章教大家的口訣「**剪刀石頭布，健康比個讚**」，用自己的手來評估食物攝取的量，也會傳授外食挑選的飲食技巧，讓我們吃得飽、吃得均衡，讓血糖控制更有效率！

破解外食常見的
五大恐怖陷阱

　　許多店家因成本考量，想兼顧美味、美觀及快速上菜，導致不論什麼食材或料理，總會有高熱量、高油、重口味的特點，而外食族常誤入的恐怖陷阱有口味油膩、隱藏精製澱粉、調味偏重、蔬果不足及食物種類不多元這五大陷阱，長期飲食失衡是危害健康的殺手。以下由營養師傳授幾招，如何避開常見的外食地雷，哪些是披著高醣、高油、高鹽的惡魔食物，糖友也需要認識食物的種類，學會評估外食總醣量，聰明選擇食物，掌握食物分量，才能避免血糖失控，也吃得健康。

高油陷阱：口味油膩，高油讓血糖降很慢

　　1.酥脆的油炸物：油炸是外食很常見的烹調方式，金黃色的外衣及誘人的香味讓人食指大動。便當裡的主菜（炸雞腿、炸豬排、炸魚排等），小吃店的鹹酥雞、地瓜球，以及速食店（炸雞、雞塊、薯條等），高油食物不僅增加熱量、

油脂攝取，還會導致肥胖，而增加胰島素阻抗。高溫油炸也會產生多環芳香烴、多環胺類化合物，加上有些店家的炸油會重複使用，增加罹癌風險。

2.油油亮亮的食物：店家為了賣相美觀，通常會將食材過油、油炸或加入過多的油脂烹調，讓菜色油油亮亮，滿足視覺饗宴，像是炒飯、炒麵，下飯的蔥爆肉絲、魚香茄子、紅燒豆腐、三杯雞等，不知不覺會吃進過多油脂。

3.容易忽略的隱藏油脂：像是絞肉製品小籠包、鍋貼、水餃、肉包等內餡，加工肉品香腸、培根、貢丸等，點心類的蛋糕、甜點、零食等，酥皮的燒餅、油條、蔥餅、咖哩餃等；以及醬汁、抹醬，如沙茶醬、沙拉醬、花生醬等。還有許多糖友會以健康的堅果當零嘴，但如果沒有控制攝取量，一不小心也會吃進過多油脂，造成身體負擔，所以堅果也要控制攝取量。

■ 破解高油絕招

1.烹調方式：點選菜色時，建議以蒸、燙、煮、烤、燉、滷、煎、炒的菜餚取代油炸、三杯、紅燒、糖醋的菜色。

2.選擇原型食物：選擇少加工，天然食材為主的菜餚，

例如，豬里肌肉優於香腸、臘肉等加工肉品，魚肉優於魚丸，盡量減少加工製品，可以減少油脂、添加物的攝取。

3.去除可見的油脂：不能選擇菜色時，像是許多上班族會團訂便當，如果有肥肉、動物皮，建議先去除再吃，而油炸物也建議去除外皮再食用；若是過油的菜餚，建議將過多的油脂瀝掉，或是盛一碗清湯稍微漂洗一下，還有淋醬、抹醬，可以請店家減少或另外放再自行添加，盡量減少油脂攝取。

4.平衡油脂的攝取：假如已經安排晚上聚餐，會吃很多高油食物，其他餐次，早餐、中餐就須減少油脂比例，以低熱量為主，或者聚餐點菜時減少油炸菜餚，以非油炸物的為主，幾道菜選擇蒸、燙、煮、烤、燉、滷、煎、炒的菜餚，像是清蒸魚、烤雞、炒時蔬等，避免一整天熱量、油脂爆表。

■ **油炸後熱量大翻倍**

我們普遍知道油炸後熱量會暴增，食材會吸附油脂，把原本熱量不高的食物變得油膩，油炸後熱量有多驚人呢？要如何估算呢？吸油率會依照不同食材、切的方式不同而有高低，食材平均吸油率：蔬菜吸油率約 10 ～ 15％，肉類吸油

率約10～20％（一層到兩層炸衣），澱粉類吸油率，切塊約2～3％、切條約6～8％、切絲約15～20％，**體積切愈小，表面積接受油脂愈多，吸油率愈高。**

裹粉油炸後的澱粉量、油脂都會增加，舉例來說，一份肉類（約等於一兩）裹粉後約增加五公克的澱粉（碳水化合物）外皮，一公克碳水化合物等於四大卡，肉類裹粉一層後油炸吸油率約10％，一公克油脂等於九大卡。

一起來估算看看，一塊手掌大的豬排，油炸後熱量增加多少：一手掌的豬排（等於四兩，約一百四十公克）熱量約三百大卡。裹粉一層約二十公克（熱量加八十大卡）油炸後，吸油率10％，油脂十四公克（熱量再加一百二十六大卡）

這樣一塊手掌大的炸豬排熱量約五百零六大卡，比還沒油炸的豬排高了二百零六大卡，如果油炸裹粉兩層熱量會更高喔！

高醣陷阱：隱藏精製澱粉讓血糖上升幅度大

滑嫩口感的勾芡：讓醬汁吸附在食材上的料理方式，如「燴」飯、「羹」麵及「濃」湯，會使用太白粉、玉米粉、麵粉、樹薯粉、藕粉等澱粉類食材勾芡，除了增加醣類的攝

取外，也會攝取較多油脂（勾芡會讓油脂更容易吸附在食材上）。

好吃的醬汁：開胃的沙拉常會加入醬汁（沙拉醬、千島醬、和風醬、柚子醬等），為了酸甜的口感，裡面會添加大量的糖，還有韓式炸雞的醬汁、豬排醬、牛排醬和加入大量糖的烹調料理，像是糖醋排骨、紅燒牛肉、蜜汁排骨、茄汁魚等，都隱藏著精緻糖。

感覺健康的果汁、果乾、飲品：大部分民眾都知道含糖手搖飲有較多精緻糖，許多人會選擇無糖茶飲，還會選擇相對健康的果汁、燕麥飲、薏仁飲、五穀沖泡飲等，但要注意，大多人以為很健康的現榨果汁，以一杯五百毫升的柳橙汁來說，需要六～七顆的柳橙榨成，喝一杯就會讓血糖衝高。燕麥、薏仁、五穀粉都屬於醣類，市售一瓶燕麥飲二百九十毫升、一瓶薏仁飲四百毫升或一包五穀沖泡飲約等於三分之一到二分之一碗飯的醣量（二十～三十公克）。也有許多人喜歡把果乾當零嘴，就算是無額外添加調味的果乾，一湯匙果乾也等於八分滿的新鮮水果的醣量，一不小心就攝取過多醣分。

以為不甜的食物：許多糖友以為食物吃起來不甜、是鹹的，就是少糖的食物，可以多吃，像是鹹餅乾、鹹麵包、鹹

蛋糕等，但這些都是用麵粉製成，皆為含有醣類的食物，且製作過程仍會添加精緻糖，應以食物組成分及營養標示去辨別，不能以為口味評估不甜的食物就可以多吃喔！

好吃的加工食品：加工肉製品，肉鬆、肉乾、肉紙、香腸、臘肉等，以及吃火鍋時的配料，魚板、餃類、蟹味棒、甜不辣、丸類等，這些加工時都會添加澱粉或精緻糖，都隱藏著醣分，火鍋料四～五個就等於四分之一碗飯的醣量。

■ 破解高醣絕招

烹調方式：點選菜色時，避免燴、羹、濃等勾芡料理和過多醬汁的菜餚（糖醋、紅燒、蜜汁、茄汁等），或請店家減少醬汁；而沙拉可以請店家將淋醬分開放再自行添加。

去除可見的醣分：平常減少含糖飲料外，也要注意含有隱藏醣的食物（果汁、燕麥飲、薏仁飲、綠豆沙、果乾等）攝取量，用餐期間若要搭配飲品，以無糖茶為主；如果要喝果汁，可以選擇無加糖的蔬果汁（以蔬菜為基底）較佳，並建議嗜甜者慢慢減糖，從全糖慢慢適應至微糖，無糖的更好。而喜歡吃甜食、蛋糕、餅乾、麵包的糖友，除了控制攝取量外，建議選擇無包內餡（果醬、紅豆泥、芋泥、巧克力、卡士達、奶油等）的食品，減少熱量、醣分、油脂的攝

取。

　　選擇原型食物並平衡醣類的攝取量：除了選擇少加工的食物以外，如果正餐有搭配含醣類的小菜（南瓜、地瓜、芋頭、馬鈴薯、栗子、蓮子、蓮藕等）或飲品（燕麥飲、薏仁飲、綠豆沙、果汁等），必須減少主食（飯、麵等）的攝取量，避免加起來總醣量過多，造成血糖攀升！

高鹽陷阱：調味偏重影響血糖不穩

　　鹽是日常重要的調味料，鈉離子也是維持人體正常運作不可或缺的礦物質，但過多的鹽分會增加高血壓、心血管疾病、中風及腎臟病的風險，也會影響胰島素的分泌，導致血糖控制不穩。

　　一般外食為了突顯豐富的風味，會添加過多的調味料及醬汁（鹽巴、胡椒鹽、醬油、烏醋、番茄醬、豆瓣醬、沙茶醬等），有些還會額外添加精緻糖平衡味道。而高鹽的菜餚有哪些呢？像是常會搭配醬汁一起吃的食物，咖哩飯、鐵板麵、涼麵、乾麵、滷味等，還有湯麵（牛肉麵、咖哩烏龍麵、麻油麵線等）及湯品（羅宋湯、排骨酥湯、牛肉湯、沙茶湯等），另外，還有許多隱藏高鹽的食物，像是醃製的食物（酸菜、榨菜、菜脯、筍乾等）、即食食品（泡麵、罐頭

等）、加工肉品（火腿、培根、熱狗、臘肉等），以及烘焙食品（餅乾、麵包等），給大家一個基本概念，只要覺得口味偏重的菜餚通常都蘊含大量鹽分。

衛生福利部每日建議鹽量為六公克，相當於二千四百毫克的鈉，國民營養變遷調查顯示七歲以上的族群鹽分攝取量超標，女性超標一・二～一・三倍，男性超標一・三～一・八倍，顯示大部分的人都吃太鹹。其實外食如果每餐少喝一碗湯，一餐就可以減少三分之一～四分之一的鹽分攝取量，所以減少湯品及減少醬汁的攝取是減鹽的第一步。

■ 破解高鹽絕招

烹調方式：少吃醬汁厚重的菜餚，咖哩、紅燒、照燒、沙茶、滷味等。

去除可見的醬汁：吃水餃、肉圓、粽子、關東煮等食物時，請店家減少淋醬或將醬料分開盛裝自行添加，少蘸醬的意思；另外，過鹹的食物先過水再吃和少喝湯，都能減少鈉含量的攝取。

選擇原型、原味食物：醃製品、即食食品、加工製品、烘焙食品會加入許多調味料及添加物，像是鹽、醬油、味精（又稱L-麩酸鈉）、胡椒鹽等，或是某些含鈉的食品添加

物，膨脹劑、黏稠劑、乳化劑、抗氧化劑等，增加食物的美味，讓口感更好吃，為了避開上述陷阱，建議挑選原型食物、成分簡單、不過度調味的為主。

少纖維：蔬果不足常被忽略

三餐老是在外，聚餐多，大魚大肉容易忽略蔬菜，且聚餐時，蔬菜總是會讓人覺得不夠氣派，或者為了迎合大眾口味，炒時蔬通常會添加較多調味或油脂，目前我國成人每日平均膳食纖維攝取約十三・五～十八・八公克，整體有90％以上膳食纖維攝取不足（國人攝取量建議成人每日膳食纖維為二十～三十八公克，美國糖尿病學會建議每一千大卡應攝取十四公克膳食纖維）。

■ 破解少纖維絕招

1.聰明補充蔬菜量：外食餐盒或自助餐，除了主菜（豆魚蛋肉類）以外，配菜建議都夾蔬菜類，舉例來說，滷雞腿便當，便當一大格為滷雞腿，三小格配菜選蔬菜類；麵店、水餃店可以多點一份燙青菜或涼拌蔬菜，葉菜類、菇類、筍類、椒類、花菜類、海帶等皆為蔬菜類，都可以做選擇。如果是已經組合好的餐盒，無法挑選菜色或像早餐店較難攝取

到足夠的蔬菜，建議額外購買燙青菜、涼拌菜、生菜沙拉等做補充，現在便利商店、超商也可以購買到高纖食物（生菜沙拉、滷時蔬、關東煮蔬菜等），或是由其他餐補足不夠的纖維量。

2.不只蔬菜有纖維：膳食纖維不只出現在蔬菜裡，可以選擇高纖澱粉——未精製的全穀雜糧類（五穀飯、全麥麵包、燕麥、地瓜、南瓜、山藥、紅豆、綠豆等）部分取代精製澱粉（白飯、白吐司），或者蛋白質食物可以選擇豆類（黃豆、毛豆、黑豆等），增加纖維的攝取量。水果也含有膳食纖維，外食族可以到水果店購買現削水果或便利商店、超商購買水果盒，建議糖友的水果攝取量為二拳頭／天（約二份／天），但不建議購買果汁、果乾，以免不小心攝取過多醣分。

食物種類不多元：營養失衡

有些忙碌的外食族是想吃什麼就買什麼，像是早餐吃紅豆麵包配燕麥飲，午餐吃水餃加玉米濃湯，晚餐乾麵加餛飩湯，有發現飲食不均衡的問題嗎？紅豆麵包、燕麥飲、水餃皮、勾芡的玉米濃湯、乾麵、餛飩皮都是醣類食物，豆魚蛋肉類（蛋白質）及蔬果（膳食纖維）皆攝取不足。

■ 破解食物不多元絕招

1.選擇不同顏色、種類的食材：建議外食不要固定吃某幾家店，可以選擇不同料理，配料建議選擇當季盛產，不同顏色、種類的食材。外食同一餐吃到多色食材很不容易，但我們可以這樣吃，像是午餐吃豬排、高麗菜、菠菜，晚餐就選擇雞腿、甜椒、紅鳳菜，每餐的食材選擇不同，愈多樣化，愈能獲取較多營養素，讓營養更加分。

2.黃金三角：記得第一章的「剪刀石頭布，健康比個讚」嗎？可以運用口訣均衡攝取六大類食物，外食如果無法攝取到六大類，至少要有黃金三角，全穀雜糧類（醣類）、豆魚蛋肉類（蛋白質）、蔬菜類（膳食纖維）這三類食材是最基本的，像是外食的便當有飯、有肉、有菜，如果是麵食，也要記得配菜、配肉喔！

外食選擇原則，簡單掌握五技巧

餐飲業蓬勃發展，外食種類繁多，滿足各類消費者的不同需求，大家也喜歡品嘗美食，不論是中式、日式、西式、義式、火鍋、速食、甜點、零食等，外食該如何選擇才不會造成身體負擔呢？

簡易外食五技巧

不管選擇哪種外食，我們以「簡單外食五技巧」，「健康烹調」選擇相較健康的烹調方式，「少加工」原型食物取代加工食品，「多纖維」補充足夠的膳食纖維，以及「多樣化」食物多元性、均衡吃；購買時如果有營養標示，外食族可以「善用營養標示」當作選擇指標，可以控制熱量、三大營養素的攝取量，讓體重、血糖更穩定，此原則也適用於一般民眾。

1.健康烹調：選擇相較之下健康的烹調方法，減少油、糖、鈉含量的攝取，並減少調味料及醬汁的添加，可以參考

前面的破解外食常見的五大恐怖陷阱（見第89頁）。

2. **少加工**：選擇原型食材，避免加工食品，可以減少攝取過多的添加物、調味料、油脂、醣分、鹽分等；且原型食材少加工，保留較多營養價值，能減少身體的負擔。

3. **多纖維**：攝取適量的蔬果，蔬菜量不能少於全穀雜糧類的量，水果含有膳食纖維，但因含有果糖必須控制攝取量（糖友約二拳頭／天），外食容易蔬菜量攝取不足，建議額外購買燙青菜、涼拌菜、滷菜、生菜沙拉等搭配餐點食用，水果可以購買現削水果。以未精製澱粉取代精製澱粉，可以補充到膳食纖維，例如五穀飯、糙米飯取代白米飯，全麥吐司、地瓜取代白吐司，也能獲取較多纖維及營養素，而這些食物目前在便利商店、超商都容易購買。

4. **多樣化**：外食盡量均衡、多元性，若無法六大類食物都攝取到，不要只攝取單一種類的食物，例如：麵包加燕麥飲，二者皆為醣類食物，改成麵包加豆漿，或是豬肉蛋三明治加燕麥飲，有醣類及蛋白質的食物相對較健康。而進食時間建議定時，不宜空腹太久，避免低血糖造成血糖不穩，以每個人的生理時間去設定三餐，有些糖友為大夜班工作者，建議起床的時間當作第一餐早餐，四～六小時再吃下一餐，以此類推，生活作息不同而已。血糖控制不佳者也建議定

量，尤其是醣類的攝取量！

5.善用營養標示：現在許多市售食品或餐盒都有營養標示，可以當作外食選擇的參考，營養標示不只要看熱量，三大營養素、糖、鈉含量也非常重要。

簡單看懂營養標示

透過營養標示，不僅能知道攝取熱量，還可以了解三大營養素、糖、飽和脂肪、反式脂肪酸、鈉的含量，**看懂營養標示更能掌握攝取量，讓控制體重、血糖更有效率**。營養標示有不同型式，標示上有「每一份量」、「每一百公克／毫升」、「每日參考值百分比」，該怎麼閱讀呢？

舉例一：

營養標示		
每一份量32公克　本包裝含6份		
	每份	每100公克／毫升
熱量	169大卡	527大卡
蛋白質	3.1公克	9.7公克
脂肪	8.9公克	27.8公克
飽和脂肪	3.6公克	11.3公克
反式脂肪	0公克	0公克
碳水化合物	19.0公克	59.5公克
糖	0.3公克	0.9公克
鈉	222毫克	693毫克

第一步驟：確認產品包裝的重量總共為幾份，如圖，本包裝共含有六份；

第二步驟：看營養標示的每份熱量一百六十九大卡、碳水化合物為十九公克；

第三步驟：乘上食用的份量，如果全部吃完（總共六份），熱量為 $169 \times 6 = 1014$ 大卡，碳水化合物為 $19.0 \times 6 = 114$ 公克，碳水化合物底下的「糖」含量，是指添加的精緻糖。

營養標示的每份不代表產品的總熱量喔！像這產品一份雖然看起來不多，但全部的熱量和碳水化合物的量也很驚人，所以購買、食用前請先閱讀營養標示，避免體重、血糖、血脂失控。另外可以從「每100公克／毫升」方便於選購時比較同類產品的差異，例如A牌與B牌的燕麥片熱量、含糖量比較，當作選購依據。

舉例二：

營養標示		
每一份量30公克　本包裝含4份		
	每份	每日參考值百分比
熱量	240大卡	12%
蛋白質	3公克	5%
脂肪	12公克	20%
飽和脂肪	4公克	22%
反式脂肪	0公克	＊
碳水化合物	30公克	10%
糖	9公克	＊
鈉	200毫克	10%

※　「每日參考值百分比」是以每日二千大卡為基礎，了解該產品每一份量所含的熱量、營養素占每日所需的比例為多少，「＊」符號代表參考值未定。

早餐／早午餐選擇技巧

　　睡醒後的第一餐是開啟一天的活力來源，匆忙的生活裡，不少人會忽略早餐，或者購買外食居多，到早餐店隨意點了三明治加奶茶或買便利商店、超商的麵包加咖啡，但早餐有許多隱藏地雷，像是中式早餐，常會想到燒餅、油條、蔥油餅、酥餅等，製作麵皮時，需要油皮與麵皮層層堆疊，酥酥脆脆的食物通常隱藏高油；減少肉鬆、豆棗、麵筋、醃製的醬瓜等加工製品，避免攝取過多調味料。

　　西式早餐常吃到的炸薯餅、培根、火腿、雞塊、奶茶等，都是高熱量食物。

　　外食早餐或早午餐該如何選擇，才能給予我們體力與朝氣，面對一整天的任務呢？

■ 營養師的早餐組合這樣吃

中式早餐

1. 饅頭夾蛋／蘿蔔糕加蛋＋無糖豆漿。
2. 地瓜稀飯＋蔬菜二～三種＋蛋／豆腐／魚。

西式早餐

吐司／蛋餅（內餡鮪魚／里肌肉／蔬菜蛋／起司）＋無糖鮮奶茶／無糖紅茶。

便利商店／超商

三角御飯糰／三明治（內餡鮪魚／雞肉）＋優酪乳／鮮奶／拿鐵。

早餐 早午餐	減少地雷食物／選擇技巧
中式	1. **減少酥皮、脆皮**：以蛋餅、饅頭、吐司、烤地瓜取代蔥油餅、蔥餅、燒餅、油條，或者將燒餅夾油條改成燒餅夾生菜，減少熱量、油脂攝取。 2. **多纖維**：除了增加蔬菜攝取外，可以選擇未精製的澱粉當主食，全麥饅頭、全麥吐司、燕麥片、地瓜等取代精製白吐司、白饅頭、白稀飯。 3. **均衡**：清粥小菜中的白稀飯因糊化，升糖指數較高，會讓血糖上升速度較快，建議搭配蔬菜及富含蛋白質的食物（蛋、豆腐、魚肉等），均衡、穩定血糖又有飽足感。
西式	1. **減少抹醬、沾醬**：鐵板麵少醬，蛋餅、蘿蔔糕醬料分開放，自行添加或請店家減少淋醬。而生菜沙拉的醬汁可以選擇和風、油醋、莎莎醬取代千島、凱薩、胡麻醬。 2. **少加工**：以「原型食材」為主，減少加工肉品、培根、肉鬆等，以及油炸物，如咔啦雞、雞塊、薯條等，建議以鮪魚、雞腿肉、里肌肉取代較佳。 3. **聰明選烘焙食品**：酥皮蛋塔、酥皮麵包、可頌等烘焙食品含有糖及奶油，愈香酥、鬆脆，油量愈高！建議選擇符合以下三項以上條件的烘焙食品：「全麥、雜糧比例較高」、「少包餡」、「少醬」、「少糖粉」、「不是酥皮／脆皮」的烘焙食品，像是雜糧麵包、全麥吐司、法國麵包等。以未精製的澱粉，如雜糧、全麥當主食，還能增加膳食纖維的攝取
便利商店／超商	大多有營養標示，可以「善用營養標示」的熱量、三大營養素及鈉含量，當作選擇參考。御飯糰、飯糰、三明治、烤地瓜取代麵類及大亨堡；建議選擇的口味以鮪魚、烤雞、燻雞取代果醬、肉鬆、火腿等。包餡的「地瓜、芋頭、馬鈴薯」也屬於醣類，要注意攝取量。
飲品	減少含糖飲料，奶茶加入奶精粉、砂糖就是高油、高糖的飲品。建議選擇無額外添加糖的茶飲、豆漿，取代含糖紅茶、米漿、調味乳、奶茶等，也可以選擇無糖乳品類，優酪乳、鮮奶、拿鐵、鮮奶茶，還可以補充到鈣質。 ★提醒「薏仁漿、燕麥飲、五穀沖泡飲」都含有醣類，搭配早餐時要注意醣類的總攝取量。

中式料理選擇技巧

　　中式料理的特色是用大火快炒，用油多，口味偏重，很多菜色是炸過再炒，而許多上班族要求方便、快速，幾乎都買外食、叫外送，常吃的料理像是炸排骨便當、炸雞腿便當、炒飯、炒麵、煎餃、水餃等，而到中式餐廳聚餐常會點的菜餚，像是糖醋排骨、三杯雞、紅燒獅子頭、爌肉、魚香茄子等，則須留意食材的烹調方式，減少油炸、勾芡的料理，避免攝取過多熱量、油脂、醣分及調味料。

　　市售炒飯約為一・五碗的白飯量（五～六份醣），拌炒時往往需要添加許多油脂（二～三份油），才會美味與粒粒分明，是高熱量、高醣、高油的菜餚，炒麵類相同。

■ 營養師的中式料理這樣吃

<u>盒餐</u>

1. 便當：主菜選滷雞腿／滷排骨／烤鯖魚，其他配菜皆為蔬菜類，白飯可以換成未精製的糙米飯／雜糧飯。

2. 自助餐：糙米飯／五穀飯＋二～三種不同蔬菜＋非油炸主菜清蒸魚／烤魚／滷雞腿。

麵攤／小吃店

1.水餃十顆＋燙青菜一份＋蛋花湯一碗。

2.湯麵（小）一碗＋燙青菜一份＋滷味拼盤（滷蛋、豆乾、海帶）一份。

中式料理	減少地雷食物／選擇技巧
盒餐（便當／自助餐）	**主菜以非油炸為主**：滷雞腿、清蒸魚、烤豬排等。 **配菜盡量選擇蔬菜類**：顏色愈多愈好，能增加膳食纖維攝取量，讓盒餐更均衡，現在許多店家有提供白飯換成未精製糙米飯、五穀飯，可以獲取更多營養素。
麵攤／小吃店	1.**均衡**：建議購買一～二份燙青菜或涼拌菜，增加纖維攝取，注意蛋白質的量足不足夠。 2.**少鹽**：有湯底的不要把湯喝完，會增加油脂、鹽分的攝取。如果搭配湯品，以清湯（蘿蔔排骨湯、蔬菜湯、絲瓜蛤蜊湯）優於勾芡的湯品，沾醬也請店家少醬或分開裝。 3.**少加工**：加工食品含較多醣類，鈉含量較高，一份醣＝甜不辣二片或四條＝魚丸、貢丸四～五顆。 4.**少油**：減少絞肉類、動物皮、肥肉，像滷肉飯、爌肉、豬腳、豬皮等。建議雞肉飯優於滷肉飯，清麵線、蚵仔麵線、赤肉麵線優於大腸麵線，水餃優於煎餃（熱量、油脂相對較少）。
炒飯、炒麵	建議分食，再搭配燙青菜，配湯品以清湯為主，勾芡的湯品醣分會更高。

油飯、米糕、粽子	糯米是高升糖指數的食物，製作時會添加大量油脂與醬汁，不僅使血糖攀升，飽和脂肪酸也大增，額外多了許多熱量。糯米較難消化，腸胃功能不佳請淺嘗就好。建議搭配蔬菜，以及補充不足的蛋白質（低脂的豆製品、海鮮、雞肉等）。
中式料理	減少地雷食物／選擇技巧
快炒店／中式餐廳	1.**相較健康的烹調方式**：選蒸、燙、煮、烤、燉、滷、煎、炒優於油炸、三杯、紅燒、糖醋、裹粉、勾芡的料理方式。 2.**減少口味重的料理**：鈉含量較高的菜餚，就是添加過多調味料、沾醬、醬汁，可以多選汆燙、涼拌菜（將淋醬、沾醬分開放）。 3.**減少高脂食材**：減少絞肉類、肥肉、爌肉、動物皮、內臟和加工肉品，降低熱量、飽和脂肪酸的攝取。 4.**小心配料**：燉湯中的紅棗、枸杞是水果類，十顆紅棗約一份醣，還有湯品裡常出現的玉米、芋頭、栗子、蓮子、蓮藕、南瓜等皆屬於醣類食物。
勾芡類食物	燴飯約為一‧五碗的白飯量（六份醣），且會淋勾芡醬汁，還有羹麵、濃湯等，以及部分蔬菜（如炒莧菜、白菜滷），通常也會勾芡，讓醬汁扒覆在食材上，增加口感，醣類、油脂量也較多，建議分食，不要喝湯汁、醬汁，或選擇未勾芡的料理較佳。

日式料理選擇技巧

日式料理許多人會覺得口味比中式料理清淡，像是壽司、生魚片、丼飯等，但也有地雷食物，像炸天婦羅、炸蝦、唐揚雞或加工的關東煮等，要如何享受美食又能避開地雷食物、控制好血糖呢？

■ 營養師的日式料理這樣吃

定食

選擇非油炸的鯖魚定食／煎鮭魚定食／烤雞腿定食＋生菜沙拉（和風醬）＋味增湯。

日式麵店

海鮮烏龍麵＋溏心蛋＋涼拌花椰菜／生菜沙拉。

壽司

握壽司／軍艦壽司約十個（五盤約四份醣），再加生魚片一盤＋涼拌菜／生菜沙拉一～二份＋無糖茶。

居酒屋／燒烤店

烤飯糰一個＋烤蔬菜三～五串（青椒／杏鮑菇／花椰菜／洋蔥）＋烤雞肉串／烤蝦／烤肉串三～四串＋無糖茶。（如果想飲酒，酒精的建議量請參見第57頁）

日式料理	減少地雷食物／選擇技巧
定食／蓋飯	1.**減少油炸物**：改選生魚片、烤魚、烤雞腿、烤肉串。 2.**控制醣量**：定食的飯一碗約為四份醣，建議搭配生菜、涼拌蔬菜；蓋飯飯量約為六份醣，建議分食，上面會淋醬汁，增加糖、鈉攝取量，可以請店家減少醬汁的量。
日式麵店	1.**拉麵湯底**：柴魚、昆布優於豚骨、麻辣，主餐建議避開油炸物，改選擇烤雞腿、烤魚、海鮮類等。叉燒肉雖然含肥肉多，但相比還是優於油炸物，且肥肉部分可以輕易去除。 2.**控制醣量**：拉麵一碗約為五～六份醣，烏龍麵一碗約三份醣，煎餃十顆約三・五份醣，甜不辣二片或四條約一份醣，建議評估這餐醣類是否過量。
壽司	1.**控制醣量**：壽司飯會添加少許醋及糖，握壽司或軍艦壽司二個約○・八份醣，花壽司一個約○・八～一份醣，豆皮壽司一個一份醣。 2.**選擇原味壽司**：餡料避免選擇加工的肉鬆、美乃滋多的鮪魚沙拉、龍蝦沙拉、玉子燒（會加糖）、豆皮壽司（會油炸再加糖）等，選擇原味壽司為主，生魚片、鮮蝦、干貝、烤魚等。 3.**多樣化較均衡**：可以單點生魚片、茶碗蒸增加蛋白質攝取量，再點選手捲、涼拌蔬菜及生菜沙拉增加膳食纖維量，醬汁建議選擇油醋醬、和風醬。
居酒屋／燒烤店	1.**選擇低脂肉**：菜餚主要以燒烤為主，建議優先選擇「低脂」的豆乾、烤蝦、烤魚等海鮮類，雞肉取代牛五花、豬五花、雞皮、炸物等高油脂食材，並減少攝取加工品。 2.**多纖維**：點選一些烤時蔬增加纖維量，有些串燒會搭配小番茄，也可以選擇，讓食材更多元。 3.**控制醣量**：烤飯糰一個約二・五份醣，炒烏龍麵三份醣，海鮮炒飯約四～五份醣，記得控制攝取量。

西式料理選擇技巧

　　一般西式料理都是套餐式，包含前菜、湯品、沙拉、主餐、甜點、飲品，一餐下來熱量通常會破千大卡，有哪些選擇小技巧能減低熱量、醣分、油脂的攝取呢？

■ 營養師的西式料理這樣吃

　　開胃菜／沙拉（油醋醬／和風醬）＋無包餡麵包＋清湯（蔬菜／海鮮／牛肉清湯）＋菲力四～六盎司或選擇魚／蝦／雞＋奶酪／戚風蛋糕＋無糖茶。

西式料理	減少地雷食物／選擇技巧
開胃菜／沙拉	選擇相較健康的醬汁──義式醬、油醋醬、和風醬及優格醬，優於凱薩醬、千島醬等濃厚醬類。「餐前麵包」小餐包一個約一份醣，沒有包餡或歐式麵包可以單吃或蘸橄欖油吃，如果有包餡，油脂會再高一些，吃一個就好。
湯品	濃湯類會使用奶油增添風味，更香醇，或勾芡增加濃稠度，且玉米、南瓜屬於醣類食物，會使血糖更攀升。如果加上酥皮，熱量直接飆升。建議選擇熱量、油脂相較低的「清湯」，如蔬菜湯、海鮮湯、牛肉湯、羅宋湯等。

西式料理	減少地雷食物／選擇技巧
主餐	1. **選擇小分量**：四～六盎司的牛排（二十一～三十二公克蛋白質），八～十盎司的牛排（四十二～五十六公克蛋白質），務必適量攝取。當餐蛋白質攝取過量，記得其他餐要扣除。 2. **挑選油花較少的部位**：「菲力」為腰內肉，運動量最小、肌肉纖維細緻，是脂肪含量最低的牛排。也可以選擇「紐約客」、「丁骨牛排」等，沙朗、肋眼、牛小排、戰斧熱量為菲力的一・五～二倍。或是選擇飽和脂肪酸較低的魚、鮮蝦、干貝等海鮮和雞腿、鴨胸等。 3. **沾醬**：可以改用玫瑰鹽、粗鹽、黑胡椒粒取代或減少使用黑胡椒醬、蘑菇醬，減低熱量及鈉的攝取。
甜點	蛋糕的醣量粗估約為總重量的20～30%，如果一塊三角蛋糕約一百公克，就含有二十一～三十公克的碳水化合物，建議糖友一次吃約一掌心大小就好，除了分食、減少攝取量以外，甜點可以選擇「熱量、醣量相較低」無奶油的奶酪、烤布蕾、果凍、布丁、戚風蛋糕取代奶油蛋糕、布朗尼、草莓塔、巧克力蛋糕、起司蛋糕、千層派等。
飲品	無糖取代有糖，以無糖茶飲、花茶、美式咖啡取代含糖飲料，以免血糖飆升過快。也可選擇無糖拿鐵、無糖鮮奶茶，還能補充到乳品類。如果有吃甜點，建議還是以無糖類較佳。
酒類	酒類淺嘗即可，西餐常搭配的紅酒、白酒，酒精濃度約12～14%，男性每日建議量為二百毫升，女性為一百毫升。（更多酒精的知識請見第57頁）

義式料理選擇技巧

義式料理是男女老少接受度高的料理，有套餐形式，也有單點，原則與西式料理相似。義大利麵、燉飯一份約五份醣，披薩薄皮一片約一份醣，厚皮一片約二份醣，記得控制醣量的攝取。

要注意的是主食醬汁的選擇，常見的有清炒、紅醬、青醬、白醬。清炒、蒜炒是用橄欖油、大蒜、洋蔥拌炒，沒有過多醬料；紅醬以大番茄為基底，會添加番茄糊或番茄醬提升濃醇風味，熱量相較青醬、白醬低，但含鈉量較高，且醬汁還會添加糖平衡酸味，所以含糖量較高。青醬是用橄欖油、羅勒、堅果、大蒜做出的醬汁，不過目前有些餐廳會加入鮮奶油、白醬，讓口感更好吃，而增加許多熱量；白醬熱量最高，以奶油、麵粉、鮮奶油製成，高油脂、高醣的醬汁是最不推薦的選項。此外，許多人喜歡在義大利麵或燉飯上加焗烤，美味的同時，整體熱量會三級跳。該怎麼選擇才能減少身體負擔呢？

■ 營養師的義式料理這樣吃

選擇套餐形式，白酒蛤蜊／蒜炒雞肉義大利麵（直麵或寬麵）＋沙拉（油醋醬）＋海鮮清湯＋奶酪／烤布蕾＋無糖茶。

義式料理	減少地雷食物／選擇技巧
主食	義大利麵優於燉飯、披薩，義大利麵升糖指數相較低，優於高升糖指數燉飯的白飯、披薩的餅皮；也可以選擇排餐（煎鮭魚、烤雞、煎牛排等），醣分較少的餐點。
義大利麵	1.**醬汁的選擇**：熱量低至高為清炒／蒜炒、紅醬、青醬、白醬，務必留意自己的熱量攝取。 2.**麵條形狀**：直麵、扁麵優於筆管麵、貝殼麵、螺旋麵，形狀愈特別，愈有立體空間，表面積愈大，醬汁會塞滿縫隙，吸附的醬汁也愈多。此外，飯粒容易將醬汁吸飽吸滿。 3.**配料口味的選擇**：以蔬菜、海鮮、雞肉、鴨胸優於肉醬、培根、德式香腸及油炸物。
沙拉	義大利麵通常蔬菜量不多，建議可以搭配含有沙拉的套餐組合，淋醬以義式醬、油醋醬及和風醬為主。
湯品	湯品選擇清湯類（蔬菜清湯、海鮮清湯、牛肉清湯），避開濃湯類（玉米濃湯、南瓜濃湯、巧達濃湯）。
甜點	甜點選擇熱量、糖量相對較低的奶酪、烤布蕾、果凍、布丁、戚風蛋糕。
飲品	以無糖茶飲、花茶、美式咖啡為主，取代含糖飲料、奶精飲料、汽水、果汁等。

營養師小提醒 ● ●

橄欖油為單元不飽和脂肪酸能減少的壞膽固醇LDL-C，而鮮奶油、奶油是飽和脂肪酸會增加心血管疾病的風險，這也是不推薦白醬的原因之一。

港式餐廳選擇技巧

港式餐廳除了炸物、炒類以外，許多人認為其他看起來用「蒸」的，應該都是安全牌吧？千萬不要誤以為蒸籠食物都很安全而不限量地吃，其實有些油脂含量很高，只是不易察覺，像是叉燒包、粉蒸排骨、鳳爪、奶黃包等，還有經典料理叉燒酥、咖哩餃、菠蘿油、腐皮卷，也是含油量很高的點心，小小一份都超過二百大卡，要斟酌攝取量。

有些料理會勾芡、調味偏重，且港式點心因為小巧精緻，常讓人一個接一個，一餐下來熱量累積很驚人，要小心為妙。

■ 營養師的港式餐廳這樣吃

1. 腸粉一條＋蘿蔔糕一塊＋叉燒包一顆＋蝦餃、燒賣、小籠湯包各一個＋烤鴨一掌心＋清炒蔬菜一份＋無糖普洱茶（此組合約四份醣）。

2. 海鮮炒飯半份＋小籠湯包三顆＋烤雞一掌心＋清炒蔬菜一份＋無糖香片茶（此組合約四份醣）。

港式餐廳	減少地雷食物／選擇技巧
蒸的 取代油炸	建議選擇「透明外皮」的腸粉、燒賣、湯包等或煎的蘿蔔糕，熱量、油脂比起「酥脆」的腐皮捲、叉燒酥、咖哩餃、蛋塔、冰火菠蘿油低。且這些點心已經很夠味，如果需要「沾醬」，建議清醬油搭配薑絲，不建議再使用醬油膏、辣椒、黃芥末醬等。 ★一份醣＝小籠湯包三顆＝燒賣三顆＝叉燒包一顆＝奶黃包半顆＝芋泥包半顆＝豆沙包半顆＝芝麻包半顆＝蘿蔔糕一塊（油脂另計）。
肉類選擇	建議烤鴨、烤雞優於叉燒、燒肉，一方面是比較好去皮。另一方面是烤鴨、烤雞飽和脂肪酸較叉燒、燒肉低。
炒類	一份炒飯、炒麵、炒河粉含醣量約為五～六份，拌炒時會添加許多油脂（二～三份油），且港式餐廳調味偏重。選擇這類當主食建議分食，若搭配其他點心，須注意醣類攝取量是否超過。
飲料	以無糖普洱茶、烏龍茶、香片、菊花茶取代含糖飲料，如絲襪奶茶、鴛鴦奶茶、凍檸茶、楊枝甘露等。
蔬菜	建議搭配清炒蔬菜優於勾芡的蠔油芥蘭、XO醬高麗菜等，有些港式餐廳沒有蔬菜可以選擇，就要記得餐後或於其他餐將蔬菜攝取量補足喔！

火鍋選擇技巧

　　冬季時常會吃涮涮鍋、羊肉爐、薑母鴨等鍋物驅寒，其實不只冬天，現在隨時都會與親朋好友聚在一起吃火鍋，有些人普遍認為是較健康的外食，火鍋的湯底、火鍋配料及沾醬，一不小心也會誤觸地雷，喜歡喝湯的糖友，可以在還沒涮肉前，先把要喝的湯撈起，不建議喝重口味的湯；若喜歡喝濃郁的湯底，建議多吃高鉀蔬菜（深綠色蔬菜、菇類）可以幫助多餘鈉的排出。

■ 營養師的火鍋這樣吃

<u>火鍋搭配</u>

昆布湯底＋菜盤（不含火鍋料）＋低脂豆魚蛋肉類（海鮮／雞腿）＋「南瓜、芋頭、玉米」當主食＋無糖茶＋霜淇淋一支（不吃冰品最好）。

<u>吃火鍋順序</u>

先煮菜盤裡的蔬菜→喝湯→再煮肉盤→搭配飯／麵一起吃，並搭配無糖茶，餐後控制冰品／甜食的攝取量。

火鍋店	減少地雷食物／選擇技巧
湯底	較清爽、清澈的湯底「昆布、柴魚、蔬菜、藥膳、酸菜、泡菜」，優於濃郁湯頭，如麻辣、咖哩、沙茶、豚骨等。食材也會吸湯汁，尤其是麵類，所以湯底也會決定食材的熱量高低喔！
肉盤	建議選擇低脂的魚類、鮮蝦、干貝、蛤蜊等海鮮，以及雞肉、鴨胸等，優於豬、牛、羊，不建議選擇飽和脂肪酸高的豬五花、牛五花、培根牛等。
菜盤／配料	1. **減少火鍋料**：例如丸類、餃類、甜不辣、魚包蛋、鑫鑫腸、蟹肉棒、魚板等，四～五個約等於一份醣。有些店家會提供火鍋料換成蔬菜類，也是不錯的方式。 2. **小心隱藏的醣**：有些菜盤裡含南瓜、玉米、芋頭等，都是全穀雜糧類，如果有吃，要減少或直接取代主食，有些店家提供主食的飯、麵換成雞蛋，是不錯的減醣方法。 ★ 許多人會選擇冬粉當主食，但其實很容易吸湯汁，且通常會加過多的調味料提味，導致熱量更高。如果選擇高熱量湯底，主食建議選烏龍麵，比冬粉、油炸的王子麵來得好。
沾醬	辛香料多一點（蔥、薑、蒜、辣椒、蘿蔔泥），香氣足夠就好。少加一點醬油、沙茶醬等調味料，減少鈉、油脂、熱量的攝取。
飲料／冰品	以無糖茶飲取代含糖飲料，也要注意控制霜淇淋、冰淇淋等甜食攝取量。「霜淇淋」的乳脂肪含量約 3～6%，一支約一‧五份醣。「冰淇淋」的乳脂肪含量約 10～20%，口感愈綿密、滑順、扎實，乳脂肪就愈高，一球約一份醣（可以用一盒小美冰淇淋大小約一份醣去評估）。以同等重量來說，霜淇淋的熱量比冰淇淋低一些。

便利商店／超商選擇技巧

現代人生活緊湊，為求方便快速，很常到便利商店、超商購買餐點，如果沒有做好飲食搭配，長期容易導致營養不均衡、血糖控制不佳等情形。

早餐不建議選擇麵包＋薏仁漿，都是含醣的食物，可以選擇鮪魚御飯糰＋無糖豆漿，有醣類及蛋白質，營養價值較高；而午餐不建議選擇涼麵＋玉米濃湯可以改選擇烤雞義大利麵＋蔬菜湯，食物愈多元愈好！

便利商店、超商相較餐廳最大的優點就是大部分餐點都有明確的營養標示，能方便做飲食搭配，避開地雷食物，均衡營養又穩糖。

■ 營養師的便利商店、超商組合這樣吃

早餐

鮭魚御飯糰＋無糖豆漿或烤雞三明治＋無糖拿鐵。

> **營養師小提醒** ● ●
>
> 外食族常吃到的油脂較多為飽和脂肪酸、omega-6，若選擇含omega-3的鮭魚有助於平衡外食吃的油脂。

午餐／晚餐

烤雞便當或烤雞義大利麵＋生菜沙拉（和風醬）＋無糖茶。

便利商店／超商	減少地雷食物／選擇技巧
餐點搭配	1.**善用營養標示**：快速掌握熱量、三大營養素、糖、鈉含量，方便做飲食搭配。 2.**選擇原型食物**：加工程序少、添加物少，營養價值相對完整。 3.**多樣化的餐點**：不要選擇單一營養價值的餐點搭配，種類愈多愈好。 4.**搭配蔬菜**：生菜沙拉、滷時蔬、關東煮（杏鮑菇、茭白筍、白蘿蔔等）、蔬菜湯可以補足蔬菜量，但部分湯品含鈉量較高，要留意攝取量。許多健康餐盒有提高蔬菜、蛋白質的比例，降低油脂、醣類的比例，也是不錯的選擇。
麵包	愈酥脆的麵包，熱量、油脂愈高。可頌、丹麥等屬於魔王麵包，麵皮包裹奶油反覆交疊製成；菠蘿酥脆的外皮也是油和糖揉捏而成，皆是高油、高糖的食物。盡量選擇符合以下三項條件的麵包：「全麥、雜糧比例較高」、「少包餡」、「少醬」、「少糖粉」、「不是酥皮／脆皮」，像是雜糧麵包、全麥吐司等。
飲品	不管是罐裝或現泡，都有無糖可以選擇，以及罐裝的代糖飲品（如零卡可樂），較能穩定血糖，但不建議長期使用代糖，鼓勵慢慢減少含糖及代糖的攝取。也可以選擇乳品類，不過乳品類含有乳糖，也屬於醣類，每天一～二杯即可。 ★ 便利商店、超商的紅茶拿鐵、抹茶拿鐵都有添加糖，無法像手搖飲店可以調整甜度，且愈苦澀的茶飲愈需要糖來調和味道。
湯品	很適合當作正餐的飲食搭配，如香菇雞湯、剝皮辣椒雞湯、蒸蛋湯等，使用原型食材，不是高熱量、高油脂的湯品，但有些鈉含量偏高，可以把料吃完，湯底不要喝完。 ★ 選擇湯品時除了注意熱量、三大營養素外，也要記得看含鈉量。
水果／點心	1.**水果**：現切水果盒和綜合水果盒方便外食族補足不夠的水量，可以當點心或與正餐搭配食用。 2.**點心**：可以選擇無糖優格、燕麥棒、堅果等。嗜甜者請善用營養標示，建議選擇一～二份醣當作點心（如愛玉、嫩仙草凍、豆花、紅豆紫米湯等），多攝取的醣量必須從正餐扣除。

速食店選擇技巧

速食店方便快速，深受消費者喜愛，但給人印象是炸物多、熱量高、蔬菜少，不過目前愈來愈多輕食餐點上市，如烤雞生菜沙拉、生菜漢堡等。其實只要挑選合適的搭配，了解食物的分量，一樣可以吃得飽又減少負擔。

■ 營養師的速食店組合這樣吃

麥○勞

烤雞腿堡／雙層牛肉吉事堡＋生菜沙拉（和風醬）＋無糖茶。或者是義式烤雞沙拉＋小碗玉米濃湯。

肯○基

捲餅類或紐奧良烤雞堡＋沙拉＋無糖茶。或是香草紙包雞＋小包薯條＋小碗玉米濃湯。

摩○

蜜汁烤雞堡／藜麥珍珠燒肉堡＋生菜沙拉（和風醬）＋美式咖啡／無糖茶。或者摘鮮綠堡（牛肉、炸蝦、烤雞）＋小包薯條＋鮮菇濃湯。

營養師小提醒 ● ●

當然會建議減少油炸及勾芡的食物，但只要掌握食物的分量、搭配、攝取頻率，糖友也可以享受速食。

速食店	減少地雷食物／選擇技巧
主餐	漢堡的麵皮約三份醣，現在有以蔬菜為外皮的生菜漢堡。雞肉、魚肉很多為油炸，如咔啦雞腿、炸魚排等，建議改選烤雞腿排、燒烤肉，白肉熱量不一定比紅肉低，要考量烹調方式。
副餐	小包薯條約二份醣，中包約三份醣，一塊薯餅為一份醣，油炸後會再加上二～三份油脂。炸雞、雞塊通常會裹粉油炸，醣類、油脂偏多，要留意攝取量。可以選擇生菜沙拉做搭配，增加膳食纖維，減少熱量、油脂、醣分的攝取量。
沾醬	沾醬能吃愈少愈好！部分沾醬含醣，糖醋醬含醣量約十～十二公克，番茄醬一包為二～三公克碳水化合物；生菜沙拉的和風醬熱量較千島醬低。
飲料	以無糖飲品取代含糖飲料、果汁（二百毫升約一‧五～二份醣）。可選擇無糖拿鐵、無糖鮮奶茶等，補充鈣質，但乳製品的乳糖也屬於醣類，請一起算進整體餐點的總醣量。
湯品	速食店的玉米濃湯等是勾芡食物，玉米為全穀雜糧類，勾芡又添加澱粉，小杯玉米濃湯約一‧五～二份醣，如果要搭配濃湯，主餐可以選擇醣類較少的生菜漢堡。
水果／甜點	可以選擇「水果袋」，約〇‧五份醣，其餘甜食要控制攝取量及頻率，建議選擇約「一～二份醣量的點心」或與親友分食。一支小蛋捲冰淇淋約一‧五份醣＋一份油，冰炫風約三‧五份醣＋二‧五份油，蘋果派約二份醣＋二份油，三角乳酪蛋糕約一份醣＋三份油。

吃到飽餐廳選擇技巧

吃到飽餐廳食材多元，更能選出適合自己的飲食搭配，如果已經規劃好要去吃到飽餐廳，通常都會有吃回本的心態，建議其他餐次要事先減量，平衡攝取量。

該如何健康無負擔地飽餐一頓呢？建議可以改變進食順序，先吃點蔬菜，補充膳食纖維及植化素，還有豆魚蛋肉類，含有蛋白質、油脂，也可增加飽足感。這時應該七分飽了，最後則是碳水化合物的食物（澱粉類、水果類、甜食類），像是炒飯、炒麵、各類水果及甜食、冰淇淋，吃得飽又不攝取過多醣分，減少身體負擔。

■ 營養師的吃到飽餐廳這樣吃

吃東西順序：「菜－肉－澱粉」或「肉－菜－澱粉」都可以。先吃蔬菜類（三種以上不同種類、顏色）及豆魚蛋肉類（鮮蝦／牡蠣／干貝／生魚片／肉類），這時候應該五～八分飽了，接下來吃全穀雜糧類（義大利麵／地瓜／南瓜），最後是水果、甜點，搭配無糖茶。

吃到飽	減少地雷食物／選擇技巧
豆魚蛋肉	選擇相較低脂的食材，如鮮蝦、鮭魚、牡蠣、蛤蜊等海鮮，飽和脂肪酸低，還可以補充到omega-3、礦物質鋅；也可以選擇烤雞、烤牛肉、烤豬肉等，優於油炸物與加工食品。
蔬菜	選擇不同種類、顏色的蔬菜（生菜沙拉、炒時蔬、蔬菜湯等），分量要比主食量多。
全穀雜糧類（主食）	放在蔬菜、豆魚蛋肉後面吃，減少精製澱粉及高油的主食，如焗烤類、炒飯、炒麵等，可以選義大利麵、烤地瓜、烤馬鈴薯等。
湯品	非濃湯類都可以，選擇蔬菜清湯、海鮮清湯、牛肉清湯等。
飲料	選擇無糖紅茶、無糖綠茶、美式咖啡、無糖拿鐵、無糖鮮奶茶，取代果汁、奶昔、奶茶、汽水、可樂等。
水果／甜點	水果類約吃一個拳頭大小的量，或把想吃的水果放在飯碗裡約八分滿，不超過一碗的量為一份，甜點盡量以分享為主，不攝取過多，選擇無抹醬、無包內餡的為佳。

滷味／鹹水雞／鹹酥雞／泡麵選擇技巧

有時想換換口味，或者嘴饞想吃點消夜，會選擇滷味、鹹水雞、鹹酥雞等，選擇多樣化、好吃、快速又方便。鹹酥雞會裹粉油炸，增加醣量及油脂量，熱量爆表，比原本食材熱量高二～三倍，是最不建議糖友吃的食物，但偶爾想解饞真的不行嗎？滷味、鹹水雞、鹹酥雞怎麼吃才均衡呢？泡麵稱為居家外食餐點，方便又美味，該怎麼吃呢？

■ 營養師的小吃／泡麵這樣吃

滷味

一種主食（蒸煮麵）＋一～二種豆魚蛋肉類（肉片／豆乾／鳥蛋）＋二～三種蔬菜類（杏鮑菇／高麗菜／玉米筍），不要喝湯汁。

鹹水雞

一～二種主食（玉米、蓮藕）＋一份雞胸肉＋三種顏色以上的綜合蔬菜（木耳／綠花椰菜／甜椒等）。

鹹酥雞

一份無裹粉的蘿蔔糕＋一份帶骨雞肉塊＋二份蔬菜（四季豆、玉米筍）或額外購買生菜沙拉、燙青菜。

泡麵

選擇風乾蒸煮麵，調味料減半，加入雞蛋、豆腐和蔬菜。

小吃／泡麵	減少地雷食物／選擇技巧
滷味	1. **豆魚蛋肉**：選擇鳥蛋、雞蛋、豆乾、生豆包、雞肉片、里肌肉片等，熱量相對較低。減少高油或加工食物，內臟（大腸、雞心）、五花肉、豬耳朵、豬皮、雞皮、炸豆皮、百頁豆腐等。 ★ 「百頁豆腐、魚豆腐皆不是豆腐」，百頁豆腐是用大豆蛋白為原料，製作過程會加入大量的油，油脂量是一般豆腐的四～五倍；魚豆腐是以魚漿、雞蛋、植物油、澱粉油炸製成，熱量也不低。 2. **主食選未油炸**：選擇未油炸麵類的蒸煮麵、拉麵、烏龍麵、冬粉，或選擇未精製澱粉的玉米、蓮藕。冬粉容易吸湯汁，含鈉量較高，不建議喝湯汁，記得多補充水分。 3. **小心隱藏醣**：甜不辣、黑輪、豬血糕屬於醣類食物，餃類、丸類製作時加入許多澱粉，如果有選擇，要減少其他醣類的攝取量。 4. **搭配蔬菜**：選擇二～三種蔬菜，像是菇類、白蘿蔔、木耳、玉米筍、花椰菜、葉菜類等，盡量選擇不同顏色的蔬菜，補充膳食纖維，延緩血糖上升。
鹹水雞	1. **肉類的部位**：雞翅、雞腳、雞脖子含有大量雞皮，建議選擇油脂較少的雞胸肉、雞腿，請店家把皮去除，更能減少油脂攝取。 2. **彩虹蔬菜**：選擇不同種類、顏色的蔬菜，坊間愈來愈多店家有三～五樣綜合蔬菜的選項搭配，建議可以選到二個拳頭大小的量。 3. **主食類**：選一～二種，玉米、南瓜、地瓜、馬鈴薯、山藥、蓮藕等都是不錯的未精製澱粉選擇。 4. **減少醬汁**：鹹水雞調味偏重，囑咐店家減少醬汁，多加些蔥花、蒜泥等辛香料調味較健康，並記得搭配足夠水分。

小吃／泡麵	減少地雷食物／選擇技巧
鹹酥雞	高熱量、高油、高鈉，注意攝取量及頻率，建議一個月不超過兩次較佳。相對均衡的搭配要記得選擇有豆魚蛋肉類（蛋白質）、全穀雜糧類（醣類）及蔬菜類（膳食纖維）的食材。 1. **蛋白質聰明選**：首先選擇「原型食物取代加工品」，如豆製品、魷魚、柳葉魚、蝦、雞肉。「有骨取代無骨肉」，帶骨的肉啃食較花時間，對飽食中樞有較長時間的刺激，如帶骨雞肉塊、三角骨、雞軟骨等。 2. **選無裹粉的主食**：地瓜、馬鈴薯、芋頭、南瓜雖然是未精製澱粉，但通常會裹粉炸，除了增加醣量外，麵衣會抓油。可以選擇無裹粉的芋頭糕、蘿蔔糕，熱量相對較低。不建議選擇加工的銀絲捲、甜不辣、豬血糕、湯圓。銀絲捲是最地雷的食物，非常容易吸油，油炸後的熱量及油脂直接翻倍，再加上煉乳的熱量和一份炸雞排不相上下，炸湯圓也會再加煉乳，都是高醣、高油、高熱量的食物。 3. **選質地硬的蔬菜**：蔬菜本身是低熱量，但油炸後容易吸油，熱量會翻好幾倍。尤其菇類間隙大，油炸後熱量會增加至五倍，根本是大地雷！建議選擇質地較硬的青椒、四季豆、玉米筍等。或者額外購買或自備生菜沙拉、燙青菜，減少油脂攝取。
泡麵	1. **選擇非油炸**：高油、高鈉、低營養密度的食物，大部分為油炸麵。目前健康意識抬頭，愈來愈多泡麵改成風乾的蒸煮麵，建議可以挑選非油炸的泡麵。 2. **先熱水燙麵**：若泡麵選擇為油炸麵，建議先用熱水燙過，倒掉換成新的熱水煮熟，此動作可以洗去一部分油脂。 3. **調味料減半**：將鈉含量減半，有些人認為水加多一點，就不會太鹹，但整碗喝下去，全部的鈉還是全數下肚。 4. **加入配料**：建議煮的勝於泡的，方便加入其他配料（雞蛋、豆腐、肉片、蔬菜、菇類），讓泡麵更均衡，增加蛋白質、膳食纖維的攝取。 ★ 泡麵麵體有防腐劑嗎？依據衛福部食藥署「食品添加物使用範圍及限量暨規格標準」，泡麵不能添加防腐劑，而是透過加工、包裝等技術達到長期保存的目的。

飲品／點心／冰品選擇技巧

含糖飲料、餅乾、甜點都不建議糖友常吃，多數成分是精緻糖及油脂，會影響體重及血糖、血脂的控制。許多糖友問：下午想和同事們訂手搖飲，或者偶爾吃點零食、餅乾解解饞，不行嗎？每個人的血糖狀況不同，到底怎麼決定該吃什麼點心？如果下午茶的飲品、點心不小心吃過量，建議減少下一餐的醣量和油脂量喔！避免血糖、血脂失控。

有人說選口感較酸的飲品，糖分應該比較少，其實不然，含糖量反而更高，因為中和酸需要加入大量的糖，大眾都喜歡酸酸甜甜的滋味，是地雷飲品！

和冰淇淋相比，「刨冰」堪稱低熱量的冰品類型，但配料裡隱藏許多精緻糖和熱量，該怎麼選呢？

飲品／點心	減少地雷食物／選擇技巧
飲品	1.**無糖取代有糖**：慢慢減少精緻糖攝取量，含糖飲料大杯變中杯、小杯，全糖變成微糖、無糖。可以點選無糖飲品，自己添加代糖（可以短期使用，長期仍建議無糖）。有些人覺得「果汁」是健康飲品，但糖分、熱量不比含糖飲料少。 2.**配料能不加最好**：加料選擇仙草、愛玉、寒天；喜歡吃珍珠的人，建議選大珍珠比小珍珠好，以同重量的整體表面積來説，小珍珠沾的精緻糖會比大珍珠多；椰果是椰子水、糖加入醋酸菌發酵而成的膠狀物，也是高醣配料。 3.**奶蓋、奶霜、奶泡大不同**：口感愈綿密，穩定性愈高，油脂相較高。「奶霜」是用鮮奶、奶油、煉乳、乳酪、糖打發而成；「奶蓋」是以鮮奶、奶油、糖、鹽製成，含較多油脂、精緻糖；「奶泡」是以鮮奶打發，油脂較少，泡沫消散較快。
點心	1.**健康的點心**：寒天、愛玉、仙草、鮮乳、優格、優酪乳、水果、地瓜、燕麥、豆漿、堅果等。 2.**非油炸的零食、餅乾**：低溫烘焙無調味堅果、烘烤仙貝、烘焙洋芋片、黑豆米果、小果凍、黑巧克力或自製無奶油的爆米花、不額外加糖的果乾等。 3.**高纖的點心**：燕麥棒、穀物棒、營養棒、全麥麵包。 4.**善用營養標示**：選擇標示為一～二份醣（十五～三十公克碳水化合物）的點心。
冰品	1.**清冰優於雪花冰**：雪花冰以奶粉、玉米粉、糖製成，一碗約四百大卡；清冰只是水的凝固，不加任何糖水，配料是零大卡，就算加一匙糖水、一匙果醬，也不超過一百大卡，冰磚類型會決定整碗刨冰的熱量、醣量。 2.**少淋醬**：通常刨冰會加糖水、黑糖水，已經有甜度，不建議再加果醬、煉乳（都含精緻糖，血糖會快速攀升）。 3.**配料聰明選**：選熱量低、水分高或容易有飽足感的配料，如「凍類」的愛玉、仙草、寒天凍等，「含纖維」的山粉圓、白木耳，以及「低GI澱粉」紅豆、綠豆、蓮子、薏仁、芋頭等。不建議醣分高的布丁、珍珠等。喜歡吃圓類的可以選擇體積大的地瓜圓、芋圓、湯圓比珍珠好，以同重量整體表面積來説，珍珠沾的精緻糖會比較多。 4.**霜淇淋、冰淇淋**：口感愈綿密、滑順、扎實，乳脂肪愈高，冰淇淋乳脂肪含量約 10～20％，一球約一份醣（等於一盒小美冰淇淋）；霜淇淋乳脂肪含量約 3～6％，一支約一‧五份醣；以同等重量來説，霜淇淋的熱量比冰淇淋低一些。

■ 如何計算手搖飲的熱量及醣量？

以常見的茶飲、鮮奶茶、奶茶每杯七百毫升去計算熱量及含醣量如下：

甜度＼品項	茶飲	鮮奶茶	奶茶
	熱量（大卡）／醣量（公克）		
全糖	200／50	350／62	450／75
少糖	140／35	290／47	390／60
半糖	100／25	250／37	350／50
微糖	60／15	210／27	310／40
無糖	0／0	150／12	250／25

飲料加一份配料的熱量及含醣量如下：

一份配料	仙草	愛玉	寒天	蘆薈	椰果	布丁	粉條	珍珠
熱量（大卡）	30	30	30	70	70	110	220	220
醣量（公克）	5	5	5	15	15	20	50	50

營養師小提醒 ● ●

一杯加料手搖飲熱量及醣量計算方式：七百毫升飲料基底的四分之三量，再加上配料的熱量、醣量。

例如：無糖仙草鮮奶茶的熱量為 $150 \times 3 \div 4 + 30 = 142.5$ 大卡，醣量為 $12 \times 3 \div 4 + 5 = 14$ 公克（約等於一份醣）。如果是「全糖珍珠奶茶」，熱量為 $450 \times 3 \div 4 + 220 = 557.5$ 大卡，醣量為 $75 \times 3 \div 4 + 50 = 106$ 公克（約等於七份醣，比一個便當的醣量還多）。

一份醣的點心是多少？

點心種類	一份醣的攝取量	點心種類	一份醣的攝取量
蔬菜蘇打餅乾	3片	小美冰淇淋	1盒
花生新貴派	2片	鳳梨酥	1/2個
旺旺仙貝	7片	蛋黃酥	1/2個
雪餅	2片	綠豆椪	1/3個
捲心酥	3條	芋頭酥	1/2個
可口奶滋	3片	太陽餅	1/2個
孔雀餅乾	6片	無餡餐包	1個
煎餅	2片	銅鑼燒	1/2個
營養口糧	1又1/2片	紅豆車輪餅	1/3個
檸檬夾心酥	2片	奶油車輪餅	1/2個
巧克力酥片	1/2片	蜂蜜蛋糕（單片小包裝）	1片
葡萄乾沙琪瑪	1/3個	起司蛋糕（三角）	2/3片
蘋果麵包（小塊）	3個	糖水豆花（無加料）	1碗

※ 以總醣量計算（包含精緻糖，蛋白質、油脂另計，常見外食成分對照表詳見附錄二）

■ 不同血糖值補充的點心建議

有量測血糖習慣的糖友，下午或半夜肚子餓時，可以依照不同血糖值補充不同種類的點心。

血糖值	點心補充原則
＜70mg/dL	處於低血糖狀態，必須快速補充精緻糖，讓血糖快速回到正常值。適合的點心：至少一份精緻糖＝果汁一百二十毫升＝養樂多一罐＝蜂蜜一湯匙＝方糖三顆。（低血糖處置請見第84頁）
70～120mg/dL	補充適量的點心即可，約一～二份醣類，也可以搭配蛋白質、油脂的食物。適合的點心：水果一份、燕麥棒一個、地瓜（小）一個或再搭配有蛋白質、油脂的食物，水煮蛋一顆＋堅果一份。也可以選擇乳品類（有醣類及蛋白質），鮮乳一杯、優酪乳一瓶。
120～180mg/dL	不用選擇有醣類的點心，可以選擇蛋白質、油脂或含有膳食纖維的點心。適合的點心：無糖豆漿、毛豆、黑豆、水煮蛋、堅果、大番茄、蔬菜棒等。
180～250mg/dL	血糖偏高，以補充水分為主，像是白開水、無糖茶、美式咖啡。
＞250mg/dL	高血糖，一樣以補充水分為主。

■ 血糖高也會覺得肚子餓

　　一般來說，血糖太低會讓人有饑餓感，但有些人血糖高於200～300mg/dL也會覺得肚子餓。因胰島素缺乏或抗性導致葡萄糖無法進入細胞，提供能量使用，細胞處於能量不足，產生饑餓感。或是發生在長期高血糖的糖友，血糖下降幅度突然過大，因為平常已經習慣血糖300～400mg/dL，突然降到150～200mg/dL，就可能會有饑餓感，這時補充水分即可，不建議再補充點心。

節慶飲食技巧

特殊節慶會應景吃美食，許多糖友擔心高醣、高油、高鹽食物會讓血糖難以控制而不敢吃，要怎麼吃才能享受美食之餘，還能維持血糖穩定，不讓血糖數值飆升呢？

舉例來說，農曆新年的餐點多元，煮火鍋會放的未精製全穀雜糧類（玉米、南瓜等），有吃都必須減少飯、麵的量。或以未精製全穀雜糧取代精製澱粉（白米、白麵、年糕、湯圓等），能攝取到更豐富的營養素、膳食纖維，也較能有飽足感。

巧克力為情人節的常見禮品，可可包含可可膏及可可脂，可可膏含有**多酚類**，研究顯示多酚類對身體有許多益處，有抗氧化的作用。市售巧克力為了調和苦味，會添加許多精緻糖。必須控制攝取量，吃太多會造成體重增加、血糖控制不佳等，建議一次分量為一～二片（約十～二十公克）。記得看清楚營養標示，減少選擇「代可可脂」的巧克力，它是用**植物油提煉而成的人造食用油（棕櫚油、椰子油等）取代可可脂內的部分脂肪成分**，原料便宜、天然可可脂成分少，飽和脂肪比例高。

清明節常見的潤餅其實很適合糖友吃，除了節日外，平常可以當正餐，增加蔬菜量、減少糖粉使用，可以吃得均衡

又穩糖。

　　端午節的南北粽烹調方式、內餡沾醬不太相同，**北部粽是將糯米炒過再蒸熟，南部粽則是用生糯米包好再水煮**，相對較清爽，熱量及油脂比北部粽低。而粽子大多以白糯米為主，為支鏈澱粉較易使血糖上升，市售一顆粽子約四份醣，可以選擇「**全穀雜糧粽**」取代一般糯米粽，吃粽子時要記得適量食用，每次一顆就好，並「**搭配蔬菜**」，膳食纖維能避免血糖波動。

　　中秋節烤肉的刷醬容易不小心過量，可以**先將肉醃好或烤好再刷醬**，減少醬料的使用，醃肉時可以**善用辛香料調味或稀釋醬料、自製低卡醬汁**（柚香水果醬的醬油、香油、柚子汁比例為一：一：二，再加入蒜泥、白芝麻、蘋果泥、水梨泥）。學會「**聰明的醣類代換**」，一份醣＝去邊薄吐司一片＝二分之一根玉米＝甜不辣二片＝豬血糕二分之一個，享受美食之餘，還能維持血糖。雖然柚子、文旦升糖指數較其他水果低，但吃多仍會使血糖飆升，建議二份／天，一份／次，一次二～四瓣為一份水果量。另外，因柚子、文旦與葡萄柚一樣，可能會造成人體分解藥物的速度減慢，導致血中藥物濃度升高，進而可能導致藥物不良反應發生，有使用「降血壓、降血脂、抗心律不整、免疫抑制劑、安眠鎮靜劑

／抗憂鬱／焦慮、抗癲癇」等藥物的患者要小心食用,建議避開或先諮詢醫師、藥師,避免造成身體負擔。

冬至吃湯圓,外皮為糯米製作,大湯圓還有包餡,含醣、油脂及熱量不低,以二份醣約半碗飯的醣量舉例,「三顆甜湯圓＝二份醣＋二匙油」,「四顆鹹湯圓＝二份醣＋三匙油」,「二十顆紅白小湯圓＝二份醣」,「三・五顆水晶湯圓＝二份醣」。如果甜湯圓再加甜湯底,醣分會更高,「二顆甜湯圓＋半碗甜湯＝四份醣＋一・五匙油」。

冬至湯圓能吃多少?如果當正餐,包餡湯圓每次四～五顆或小湯圓約八分～一碗,並搭配豆魚蛋肉類及蔬菜類,均衡又營養,記得其他料理烹調用油需減半。如果當點心,包餡湯圓每次一～二顆或小湯圓約三分之一～二分之一碗,淺嘗就好。

節慶飲食	減少地雷食物／選擇技巧
農曆新年	1.豆魚蛋肉少加工:減少加工肉品,以「清蒸、水煮、烤、清炒」的烹調方式為主。 2.增加蔬菜比例:蔬菜量不能少於全穀雜糧類,加入不同顏色、種類的蔬菜,可以用半葷素的料理方式,或以蔬菜當作盤飾(如綠花椰菜、青江菜,也能單吃)。 3.全穀雜糧要控制:過年常吃蘿蔔糕、年糕,蘿蔔糕一片約一份醣,年糕一小塊約一份醣,皆為四分之一碗飯的醣量,須注意總醣量。 4.水果取代點心類:必須注意攝取量,水果一次約一個拳頭大。堅果種子約一天一湯匙,牛軋糖、核桃糕、糖果等,容易愈吃愈多,無法自制的人就「少買少吃」、「多吃多動」! 5.飲料及酒飲要控制:以無糖飲品為主,飲酒建議量男性二當量／天、女性一當量／天(酒精的建議量請至第57頁)。

節慶飲食	減少地雷食物／選擇技巧
情人節	1. **選擇濃度高的巧克力**：建議以「黑巧克力」為主，可可濃度愈高愈好，表示加入的精緻糖愈少，但同時含有的可可脂愈高，所以濃度愈高的巧克力，熱量不一定愈低。 2. **不建議的選項**：不建議選擇「白巧克力」，白巧克力是添加可可脂，不含多酚類抗氧化物質。
清明節	1. **潤餅**：除了潤餅皮以外，內餡會包糖粉、油麵等，一份醣約等於潤餅一・五張＝糖粉一湯匙＝○・五碗油麵，除了醣分以外，過多油脂會影響血糖，讓飯後血糖居高不下，內餡會包的花生粉、香腸、肉鬆皆要減少。 2. **草仔粿**：掌心大小一顆約二份醣，包紅豆餡約三份醣，且草仔粿是用支鏈澱粉較多的糯米製成，升糖指數較高，建議一次一顆就好。可以搭配富含酵素的水果幫助消化（木瓜、鳳梨、奇異果）。
端午節	粽子一顆豆魚蛋肉類約半手掌心，可以「搭配低脂的蛋白質」食物，增加蛋白質攝取量，並減少甜辣醬、花生粉等，避免攝取過多鹽分、醣分及熱量，並搭配蔬菜，均衡又穩糖。
中秋節	1. **烤肉原則**：記得「搭配蔬菜」，豆魚蛋肉選擇「原型食材」；避免烤焦，以烤爐鋪鋁箔紙或改用烤盤，減少致癌物質。 2. **柚子、文旦聰明吃**：補充維生素C的水果，增加抗氧化的能力，如柚子、文旦，記得控制攝取量。 3. **月餅分享吃**：以分享為主，避免攝取過多，讓血糖波動太大。「一個蛋黃酥＝二份醣＋三匙油」，「一個綠豆椪＝三份醣＋二匙油」，「一個蓮蓉雙黃＝八份醣＋四匙油」，蓮蓉雙黃因體積大，約一百八十公克，熱量七百五十～八百大卡，與一個便當不相上下，千萬不要獨享。
冬至	**聰明吃湯圓**：鹹湯圓建議加入茼蒿、青江菜或菇類，增加纖維量，以柴魚、蔬菜高湯調味，減少豬油、油蔥酥的量，減少油脂攝取。如果是小湯圓，除了加入蔬菜外，記得加入肉絲或板豆腐等，增加蛋白質量。甜湯圓通常會加甜湯底，可以以桂花、龍眼乾、紅棗、枸杞、薑汁等提味，減少精緻糖，加入白木耳增加纖維量。可以改用牛奶、豆漿等，增加蛋白質量，讓營養更豐富；或做成茶湯圓，煮好後加入熱茶、抹茶等喜歡的茶類，口感清爽又減少負擔。水晶湯圓的外皮使用樹薯粉、藕粉等，熱量相較傳統包餡湯圓低，也較好消化，但外皮仍屬澱粉，仍需控制攝取量，食用方式同甜湯圓。

3

CHAPTER

▽

破解糖尿病
常見迷思

吃素能降血糖？
茹素者怎麼吃得均衡？

> **解答** 無論吃葷或吃素，只要飲食均衡，
> 都可以有效控制血糖。

糖友：「吃素很健康，可以讓血糖變好？」

其實只要均衡飲食，不管吃葷食或吃素食，都可以有效控制血糖喔！葷食和素食主要不同的地方為，素食以植物性蛋白質的豆製品取代動物性蛋白質的魚、海鮮、肉類，但這些天然食材的蛋白質食物，碳水化合物含量非常少，影響血糖的波動也較小，反而是要擔心蛋白質攝取不足。

素食與血糖的關係

茹素者被認為有助於控制體重、血糖、血脂，可能有以下兩個原因：

以植物性取代動物性蛋白質：動物性蛋白質含油脂量較植物性蛋白質高，且動物性的豬、牛、羊含有較高的飽和脂

肪酸，過多的飽和脂肪酸會增加血中低密度膽固醇，導致增加罹患心血管疾病的風險。但茹素者如果喜愛吃糕餅、甜食、餅乾等，也會增加飽和脂肪酸的攝取，同樣會影響體重、血糖、血脂。

膳食纖維增加：素食者通常會攝取較多蔬菜類及豆類，膳食纖維攝取多時，能增加飽足感，延緩血糖上升的速度，有助於控制體重、三高。不過有少部分茹素者蔬菜量不足，吃很多素食加工製品，素肉、素火腿、素香鬆等，這時要特別注意是否攝取過多熱量及油脂。

本身飲食習慣為葷食者，因血糖問題改成吃素食的執行率不好，素食有許多用來取代肉類的加工製品，這些加工製品會添加額外的碳水化合物、油脂，熱量相對較高，而且有部分豆製品為油炸過的，如炸豆包、炸豆皮、油豆腐等，吃多反而會讓血糖、血脂、體重失控。不管吃葷或吃素，飲食原則一樣，以健康飲食型態為原則，避免加工製品、選擇天然食物為佳。

茹素者常缺乏什麼營養素？如何補充？

素食者常缺乏的營養素為蛋白質、維生素 B_{12}、維生素 D、鐵、鈣等，如何從飲食中補充足夠的營養，均衡地吃呢？

蛋白質：前面提到素食者以植物性蛋白質取代動物性蛋白質，而豆類除了含有優質的植物性蛋白質以外，脂肪、膽固醇含量相較動物性蛋白質低，還含有植化素大豆異黃酮，且豆乾、傳統豆腐還含有豐富的鈣質！但小心別吃錯食物，毛豆、黃豆、黑豆及其製品（豆乾、豆腐等）才是蛋白質，其他豆類，紅豆、綠豆、鷹嘴豆、扁豆等屬於醣類，很多素食者會誤解。另外，因「豆類」缺乏人體必需胺基酸中的「甲硫胺酸」，但富含「離胺酸」，而這和「全穀類」剛好相反，所以建議豆類搭配全穀類食物一起吃，可以提升蛋白質的品質，讓營養更完整，像是煮飯時加入毛豆、黑豆，或者配菜有一～二道換成豆乾、豆腐，都是不錯的方式。「堅果類」的甲硫胺酸也很豐富，可以與豆類一起食用，像是堅果炒豆乾、堅果豆漿等，是一種不錯的方法！

維生素B_{12}：長期缺乏維生素B_{12}可能會導致貧血、疲勞、肌肉無力、神經損傷、注意力不集中、情緒障礙等問題。維生素B_{12}豐富的食物大多在動物性食物中（肉類、海鮮等），素食者可以選擇藻類、海苔、營養酵母、天貝、強化穀物補充維生素B_{12}，蛋奶素食者可以選擇雞蛋、牛奶補充維生素B_{12}。

維生素D：臺灣人缺乏維生素D的比例達六～七成，素

食者又比葷食者更缺乏。大家都知道晒太陽可以獲取維生素D，天然食物呢？除了可以從魚類（例如富含omega-3的魚，鯖魚、秋刀魚、沙丁魚、鮭魚等）補充維生素D以外，素食者可以選擇蕈菇類、雞蛋、鮮乳、強化維生素D的食物或營養補充劑補充，記得烹調時需要搭配油脂，幫助維生素D的吸收（因為維生素D是脂溶性的）。

鐵：鐵質來源主要有動物性與植物性兩種，通常動物性鐵質為血基質鐵（Heme Iron），較容易被身體吸收，是比較好的補鐵來源，像是肉類、動物血、肝臟等。而有些植物性食物雖然鐵含量也高，但主要是非血基質鐵（non-heme iron），這類的鐵質較容易受到飲食中的草酸、植酸等成分影響人體吸收率，素食者可以選擇深色蔬菜，菠菜、紅莧菜、紅鳳菜，未精製全穀雜糧類紅豆、小麥胚芽、紅藜等食物補充鐵質，並搭配食用富含維生素C的食物，像是芭樂、奇異果、柑橘、莓果等水果類，可以促進鐵質的吸收。簡單來說，以未精製穀類取代精製澱粉，選擇深色蔬菜，並搭配維生素C的水果，可輕鬆補鐵。

鈣：前面有提到鈣質豐富的食物為乳品類，如果為全素者，可以選擇豆製品，部分豆製品加工時會添加凝固劑硫酸鈣，鈣質含量很豐富，有些甚至比牛奶更高，像是小方豆

乾、板豆腐、凍豆腐（由板豆腐冷凍脫水製成）、豆乾絲、五香豆乾、大黑豆乾等。部分深色蔬菜含鈣量也高，像是芥藍菜、紅莧菜、菠菜、青江菜等，也可以補充堅果類的黑芝麻、杏仁、亞麻仁籽、榛果、奇亞籽等補充鈣質。

素食怎麼吃得均衡？

　　不管是自己煮，還是外食族，「主食」建議以未精製全穀雜糧類取代精製澱粉；注意「蛋白質」的攝取量，每餐至少一掌心的豆製品、蛋類，可以選擇高鈣的豆製品（豆乾、板豆腐等），奶素者可以每天攝取一～二杯「乳製品」；「蔬菜類」每天都要有深色蔬菜、菇類、藻類，可以讓維生素、礦物質更充足；飯後可以搭配「水果」幫助鐵質吸收，以及每日補充一湯匙的「堅果類」，補充不足的營養素，並以天然食物取代加工製品。

糖尿病可以執行
間歇性斷食嗎？

解答 研究指出確實有看到血糖改善，但沒有足夠證據證實
間歇性斷食（Intermittent fasting）能治療糖尿病，請與
醫療團隊討論。

糖友：「間歇性斷食很夯，有人說可以減肥、預防三
高？」

目前嘗試間歇性斷食的人，大部分是想減重，也有許多
糖尿病患者想嘗試。不過要小心空腹時間過久，容易導致低
血糖，尤其是有施打胰島素，或是食用增加胰島素敏感性的
藥物者。若有使用排糖藥（SGLT-2 抑制劑）也要注意，會
發生酮酸中毒的可能性。

間歇性斷食的原理

近年來間歇性斷食風靡全球，國內外許多知名人士都使
用這招維持理想體重及身材，像是一六八斷食、一四一○斷

食、一二一二斷食等，原理是將飲食時間集中在某個時段，其餘時間維持空腹不進食，禁食十二～十六小時以分解體內的肝醣，當葡萄糖及肝醣耗盡時，身體會產生「醣質新生」，利用蛋白質及脂肪做為燃料，提供身體能量，而燃燒的脂肪會被分解成脂肪酸、甘油，脂肪酸會在肝臟轉換成酮體，提供腦部及其他組織做為空腹期間的能量來源，達到減重的效果。

　　一六八斷食、一四一〇斷食、一二一二斷食，就是進食時間分別是八小時、十小時、十二小時，禁食時間分別是十六、十四、十二小時。還有一種五二斷食法，就是五天正常飲食，其餘兩天是輕卡日，只吃五百～六百大卡的食物，且要吃優質蛋白質、低醣、天然的蔬果，五二斷食法大多數人覺得執行困難度較高，較容易執行的為一二一二斷食法，再來是一四一〇、一六八斷食法。

間歇性斷食與肥胖、糖尿病相關的研究

　　一篇「間歇性斷食對第二型糖尿病肥胖者（BMI 35.2 ± 5 kg/m^2）」的研究，隨機平均分為兩組，間歇性斷食組及對照組，進行十二週實驗，結果顯示間歇性斷食組比對照組有體重減輕、改善血糖的效果[1]。另一項研究為「間歇性

斷食對第二型糖尿病患者的影響」，為期一年，隨機分配到二種飲食模式，一組間歇性斷食為五二斷食，另一組為一千二百～一千五百大卡的飲食型態，結果顯示在二十四個月後，身體組成分析、空腹血糖、血脂組間沒有顯著差異[2]。另一項針對「間歇性斷食與肥胖」的臨床研究，肥胖受試者男女各半（BMI 30 ～ 45kg/m^2），實驗中的半年採間歇性斷食，並接受十次營養師諮詢，另外半年為維持期，沒有再接受諮詢，結果顯示腰圍、血壓、三酸甘油酯均有明顯改善[3]。間歇性斷食用於糖尿病患者好像有好處，但間歇性斷食與糖尿病的相關性研究缺乏長期臨床試驗，目前最長為一年的研究，仍需更多證據。

間歇性斷食的風險與副作用

　　糖尿病患者有胰島素抗性、胰島素分泌不足的情形，執行間歇性斷食時，空腹時間過久容易導致低血糖，而在斷食空腹時間又依照原本藥物劑量去施打胰島素或服用血糖藥，會讓血糖更低，低血糖會有頭暈、發抖、冒冷汗、饑餓、疲累、虛弱、視力模糊、焦慮等症狀，嚴重可能會危及生命，昏迷，甚至死亡（低血糖處置詳見第84頁）。

　　另一方面，如果短時間的進食時段大量享用食物，容易

導致飯後高血糖，造成血糖大幅波動，讓血糖失控，增加併發症的風險。

　　若要執行間歇性斷食，應調整藥物的時間及劑量，尤其是空腹時段，並密切注意血糖狀況，而進食的時間變短，仍不能暴飲暴食，一樣以健康飲食型態為主，控制碳水化合物的攝取量，並將原本的飲食攝取量，安排在進食這段時間內食用完畢，避免營養不良、肌肉量流失、血糖控制不佳等情形，得不償失。作者不會主動推薦糖友執行間歇性斷食，因為還必須兼顧藥物、低血糖等問題，若糖友想嘗試，建議先與醫療團隊討論。

糖尿病可以執行
生酮飲食嗎？

解答 沒有足夠證據證實生酮飲食（Ketogenic Diet）能治療
糖尿病，不要貿然執行，也不建議長期執行！

糖友：「既然有糖尿病，都不要吃含醣的食物或愈少愈好，血糖就不會高了？聽說生酮飲食很好？」

當飲食中碳水化合物降到10％以下就稱為生酮飲食，生酮飲食最早是用來治療癲癇的病人，讓身體產生酮體來控制癲癇發作，有效改善症狀，後來愈來愈多人運用在減肥或控制血糖上。到底有沒有效？對身體有危害嗎？

生酮飲食原理

生酮飲食為嚴格限制醣類攝取的飲食型態，極低碳水化合物、高脂肪的飲食，三大營養素比例為碳水化合物5～10％、蛋白質20～25％、脂肪70～75％，對照均衡飲食的比例為碳水化合物50～60％，蛋白質10～20％，脂肪

20～30％（圖3-1）；生酮飲食運用於減重上的原理，碳水化合物（醣類）是提供身體能量主要的營養素，嚴格控制、醣類攝取不足的情況下，身體無法獲取足夠能量，就會分解脂肪產生酮體當作能量來源，達到減重的目的。有許多糖友聽說生酮飲食可以幫助控制血糖，因為生酮飲食嚴格限制醣類的攝取，短期實行確實可以明顯看到血糖下降，但要長期執行極低醣高脂的飲食很困難，可以想像每天不吃飯還要額外喝油，不小心吃到含醣食物就破功了，高脂飲食也有可能增加心血管疾病的風險。

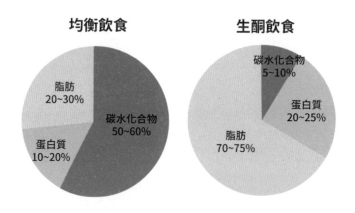

圖3-1 均衡飲食與生酮飲食

生酮飲食與糖尿病的相關研究

　　一篇「生酮飲食與第二型糖尿病」的研究，為期六個月，一組為低碳水化合物高脂肪組（碳水化合物二十～五十公克／天），一組為碳水化合物五十～一百一十五公克／天，低碳水化合物高脂肪組有降低體重及減少使用血糖藥的比例[1]。另一篇也是「生酮飲食與第二型糖尿病」的研究，分兩組，一組採用生酮飲食（碳水化合物二十～五十公克），另一組為健康飲食型態，運用美國糖尿病衛教學會的健康餐盤（四分之一碳水化合物、四分之一蛋白質、二分之一蔬菜），三十二週後，生酮飲食組有明顯降低體重、糖化血色素及三酸甘油酯的趨勢[2]。另一篇文獻回顧「生酮飲食對糖尿病肥胖患者」有顯著效果，血糖、體重、總膽固醇、低密度膽固醇、三酸甘油酯均有顯著下降[3]。但這些研究的時間不長，不能證實長期有助於糖尿病患者控制血糖，且實行後是否有副作用、對身體有沒有危害都需要考量。

生酮飲食的風險與副作用

　　生酮飲食會讓身體產生酮體，酮體的副作用可能會造成脫水、噁心、嘔吐、腹瀉等情形，生酮飲食也會影響情緒，容易焦慮，長期執行可能還會使血脂、膽固醇升高、導致骨

質疏鬆、腎結石，嚴重甚至會影響心臟功能及死亡。建議糖尿病患者不要貿然執行生酮飲食，極低的碳水化合物除了容易發生低血糖的現象，高脂飲食長期可能也會增加體內膽固醇、低密度脂蛋白的濃度，而增加罹患心血管疾病、中風、心肌梗塞的風險。採用生酮飲食減重的人，停止恢復原本飲食型態後，也容易復胖。

生酮飲食其實不易執行，尤其是外食族，外食含有許多隱藏的精製澱粉，像是油炸物的外皮、勾芡的羹湯、濃湯、加工製品（如丸子、米血、甜不辣等）、淋醬或沾醬（糖醋、醋溜、涼拌）等。建議選擇自己能長期執行的健康飲食型態去減重、控制血糖較佳，若要執行生酮飲食，請與醫療團隊討論，並仔細監測血糖、體重變化、抽血數值，且長期執行生酮飲食，其療效、安全性、對健康的效益，目前還未受肯定。

糖尿病可以執行
減醣飲食嗎？

解答 以均衡飲食為基本原則，適度減醣對血糖有幫助！

糖友：「適量減少碳水化合物的攝取量，血糖是不是會變好？」

減醣飲食和生酮飲食不同，減醣飲食比較溫和一點，分為中度低醣及低醣飲食，中度低醣降低碳水化合物的比例至26～45％，低醣飲食的碳水化合物＜26％，碳水化合物＜10％就是前面提到的生酮飲食；使用減醣飲食可以做為第二型糖尿病的飲食方式，以及輔助減少第一型糖尿病施打藥物的劑量，目前臨床研究也較少爭議、有較長期的臨床試驗，可做為管理糖尿病患者的計畫飲食之一。

減醣飲食與糖尿病的相關研究

一篇文獻回顧顯示減少碳水化合物的攝取，可以幫助糖尿病患者降低血糖、血脂及體重，並減少血糖藥的使用[1]。另

一項針對「第一型糖尿病與高低碳水化合物飲食」的研究，針對十位第一型糖尿病患者，分為兩組，低碳水化合物組（＜一百公克）及高碳水化合物組（＞二百五十公克），結果顯示低碳水化合物組有助改善血糖及體重，但對心血管的危害沒有顯著影響[2]。另一項「低碳水化合物飲食與肥胖者」的研究，針對一百三十二名BMI $\geq$ 35kg／m^2的肥胖者（其中有83％為糖尿病或代謝症候群患者），執行一年，結果顯示碳水化合物＜三十公克／天，提升蛋白質及脂肪的攝取量，能減少體重、血脂、穩定血糖及增加胰島素敏感性[3]。

減醣飲食要注意的事情

減醣飲食中的中度低醣的三大營養素比例調整為碳水化合物26 ～ 45％，蛋白質20 ～ 30％，脂質25 ～ 45％（圖3-2），適度調整三大營養素的比例，把過多的碳水化合物減少，提升蛋白質的比例，目前研究顯示能「穩定血糖、提高胰島素的敏感性」，幫助控制血糖，以及「減少體脂肪」，當開始減少醣類攝取量時，會使身體儲存的醣類耗竭，無法提供足夠的葡萄糖，就會刺激脂肪細胞代謝脂肪產生甘油，進行糖質新生，利用脂肪當作為能量來源，可以減

少體脂肪，有助於減脂。

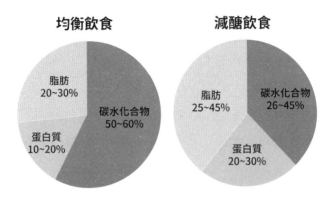

圖3-2 均衡飲食與減醣飲食（中度低醣）

　　減醣飲食除了控制碳水化合物的攝取量以外，食物的選擇也很重要，避免過度加工、添加物含量過多的製品，以及注意以下事項：

　　選擇低GI的碳水化合物：選擇加工程度較低的碳水化合物，如地瓜、南瓜、燕麥、藜麥等，含較多營養素及膳食纖維，使血糖較平緩，也不易造成脂肪堆積，並減少精製程度高的食物，如白吐司、餅乾、蛋糕、甜食等，會使血糖起伏較大，刺激胰島素分泌，身體傾向於囤積脂肪。

　　優質蛋白質的重要性：減醣飲食除了控制碳水化合物的攝取以外，優質的蛋白質也非常重要，能建構肌肉、預防肌

肉流失，也能增加飽足感，食物來源像是豆類及其製品、魚類、海鮮、蛋、肉類（家禽、家畜）等。

選擇好油脂：烹調用油建議以單元不飽和脂肪酸（omega-9）或多元不飽和脂肪酸（omega-3）較高的為主，如橄欖油、酪梨油、芥花油、苦茶油、紫蘇油、亞麻仁籽油等；避免飽和脂肪酸較高的油脂，如豬油、牛油、奶油、椰子油、棕櫚油等，建議每天補充一湯匙的堅果種子類，有助於降低心血管疾病的發生率。

現代飲食習慣過於高醣、精緻化，衍生許多健康問題，適度調整三大營養素的比例，把過去吃過多的碳水化合物減少，提升蛋白質的比例，並搭配大量蔬菜，調整飲食型態也是一種不錯的方式，不過採取減醣飲食的糖友，尤其是打胰島素的糖友，建議搭配監測血糖，回診時也可以與醫師、營養師討論。

苦瓜胜肽／苦瓜
可以降血糖嗎？

解答 現有證據未能支持苦瓜胜肽可以做為糖尿病治療的有效方法，只可視為營養補充品。苦瓜中的營養成分有研究指出確實有助於血糖控制，但不能只吃苦瓜，必須維持健康飲食型態並定時服藥。

糖友：「親朋好友推薦苦瓜胜肽，聽說吃了血糖就會變穩定，是真的嗎？朋友也有吃，我可以吃嗎？」

曾在門診遇過糖友吃苦瓜胜肽，自作主張停掉血糖藥，也未定期回診，導致血糖大幅波動，高血糖後才來就診。也有糖友說：「多吃糖會高血糖，那多吃苦，血糖是不是就會比較穩定？」苦瓜對血糖有沒有幫助？

苦瓜胜肽／苦瓜與血糖的關係

目前有臨床研究指出苦瓜胜肽內有高親和力活性蛋白質成分（國際統稱mclRBP-19），不需刺激胰島素的分泌下，

就可以結合胰島素受體，觸發胰島素通路，參與血糖代謝，啟動血糖調控，有助於改善空腹血糖、糖化血色素、三酸甘油酯及低密度膽固醇等，但從天然食物中要吃到非常多顆苦瓜才能攝取到足夠的苦瓜胜肽，研究中對於苦瓜的種類、食用部位、劑量沒有標準化，收案人數也不多，仍需更多實驗證實，目前苦瓜胜肽只能視為一般營養補充品[1]。

苦瓜以食物分類來看是屬於蔬菜類，含有膳食纖維、礦物質鉀、鈣、鎂、維生素C、葉酸等。膳食纖維有助延緩飯後血糖上升的速度，維生素C有抗氧化作用，有助對抗氧化壓力，不過不只苦瓜，許多蔬菜類都含有膳食纖維及維生素C等營養素。另外，苦瓜含有多胜肽、三萜類、苦瓜素等活性成分，也被做為保健品苦瓜胜肽[2]。

相信糖友身邊會有許多親朋好友很熱情，不只是苦瓜胜肽，還會推薦各類控制血糖相關的保健食品，也會耳聞說誰最近吃了什麼保健食品很有效，不用吃藥等錯誤訊息，就想嘗試看看，擅自停藥，最後等血糖有問題時才就醫。有些保健食品或許對身體有益，但不適合所有人，且保健食品不是藥物，沒有醫療效果，保健食品法規也規定不能宣稱醫療效果，或涉及誇大不實的廣告。

購買保健食品前需要注意自己是否有需求？是否有足

苦瓜成分分析（每一百公克食品營養成分資料庫）

營養素	白皮苦瓜	青皮苦瓜
熱量（大卡）	19	20
碳水化合物（公克）	4.1	4.2
膳食纖維（公克）	2.8	3.6
蛋白質（公克）	0.9	0.9
脂肪（公克）	0.1	0.1
鉀（毫克）	207	198
鈣（毫克）	20	19
鎂（毫克）	14	15
維生素A（IU）	6	8
葉酸（μg）	65.5	65
維生素C（毫克）	41.5	53
維生素E（毫克）	0.78	0.37

夠的相關研究資料證實？劑量要服用多少？品質是否安全？食物是否會與藥物交互作用？別人吃了保健食品有效，是哪裡有效？還是因為對方飲食、運動、藥物的改變才變好？有許多問題值得探討，食用保健品應先確認清

楚，以不危害身體為原則。也可以回診與醫師、藥師、衛
教師、營養師討論，千萬不能擅自停藥，必須定期回診追
蹤抽血報告。

秋葵水／秋葵
能降血糖嗎？

解答 秋葵中的營養成分有研究顯示確實有助於血糖控制，但不能只喝秋葵水、吃秋葵，必須維持健康飲食型態，並定時服藥。

糖友：「聽說喝秋葵水、吃秋葵可以降血糖？可以把秋葵水當水喝，還能把藥物減量了？」

直接吃秋葵比喝秋葵水好，可以補充更多營養素，但不管是喝秋葵水，還是吃秋葵，千萬不要自行減少藥物的服用，容易造成血糖失控。

秋葵對血糖的益處

秋葵與糖尿病的研究大多是動物實驗，研究顯示秋葵萃取物有抗氧化作用、降低血糖及改善胰島素抗性的效果[1]。到底要吃多少秋葵、喝多少秋葵水才能降血糖？效果如何？目前沒有足夠的臨床研究證實秋葵水有顯著改善血糖的功效。

以食物分類來看，秋葵屬於蔬菜類，本身含有膳食纖維、礦物質鉀鎂、維生素A、C、E，膳食纖維有助穩定血糖，維生素A、C、E有抗氧化作用、抗老化作用。不過不只秋葵，大部分蔬菜類都含有膳食纖維、維生素、礦物質，包含苦瓜，所以不只是攝取秋葵，應該要選擇各種不同顏色及種類的蔬菜，獲取不同營養素，並配合健康飲食型態。

秋葵成分分析（每一百公克食品營養成分資料庫）

營養素	每100公克的量
熱量（大卡）	36
碳水化合物（公克）	7.5
膳食纖維（公克）	3.7
蛋白質（公克）	2.1
脂肪（公克）	0.1
鉀（毫克）	203
鈣（毫克）	94
鎂（毫克）	50
維生素A（IU）	2258
維生素C（毫克）	11.3
維生素E（毫克）	0.45

肉桂對血糖有幫助嗎？

解答 肉桂粉對降血糖的研究證據不夠，效果不顯著！

糖友：「聽說吃肉桂會降血糖，買肉桂粉來添加，或是吃有肉桂的食物，肉桂咖啡、肉桂餅乾、肉桂捲，可以幫助降血糖嗎？」

重點在於控制醣類攝取量，不是吃了加肉桂的食物就能改善血糖，像是肉桂餅乾、肉桂捲，本身就是高醣、高油的食物，會影響血糖波動。

肉桂對血糖的影響

肉桂含有肉桂醛（Cinnamaldehyde），有助於抗發炎、抗氧化，研究發現肉桂能延緩胃部排空及增加胰島素的敏感性，但要吃多少肉桂才有可能降血糖？效果如何？一項針對「第二型糖尿病食用肉桂粉」的研究，第二型糖尿病每天食用一～二公克肉桂粉，持續三個月後發現肉桂對血糖、血脂

的控制效果不顯著[1]。另一篇文獻回顧「第二型糖尿病食用肉桂粉能改善血糖嗎？」補充肉桂能降低血糖的研究結果不一致[2]，所以目前沒有足夠證據證實肉桂對控制血糖有幫助。

肉桂常用來當作中藥材、辛香料，也常當作烘焙點心、咖啡的調味，可以適量食用，但不能取代血糖藥物，糖尿病治療最重要就是良好及穩定的血糖管理，應依病情與醫療團隊配合，搭配適當的健康飲食，做好定期自我血糖監控，養成規律運動習慣，遵照醫囑按時服藥，以降低併發症，維持身體健康。

芭樂葉、香椿
有益血糖嗎？

解答 芭樂葉、香椿目前沒有人體實驗證實對控制血糖有效！

糖友：「芭樂葉煮水當水喝，還有喝香椿水，就可以降血糖？」

確實有研究顯示芭樂葉萃取物在細胞實驗及動物實驗中有降低血糖的效果，但目前對人體沒有效果。

芭樂葉、香椿與血糖的關係

芭樂葉的萃取物含有槲皮素（Quercetin）、兒茶素（Catechin）等多酚類化合物，有動物實驗顯示可以抗氧化、降低空腹血糖、糖化血色素、三酸甘油酯及總膽固醇[1]。香椿含有兒茶素、維生素B、C，能抗氧化、抗發炎，動物實驗顯示可以改善胰島素敏感性、對血糖管理有幫助[2]。但這些都是動物實驗，食療的方法都只是輔助，到底可不可以降低

血糖，目前沒有嚴謹的人體實驗。

　　芭樂葉可以煮水當開水喝，香椿、香椿水也可以吃，但如果認為喝了芭樂葉水、香椿水就能夠控制血糖，恐怕不會有什麼顯著效果，反而是補充足夠的飲水量，可以促進代謝，增加血液循環，糖尿病仍是以接受治療為準則。

蝶豆花
可以降血糖嗎？

解答 蝶豆花沒有足夠的人體實驗證實能降低血糖！

　　糖友：「聽說蝶豆花很好，可以加在飲料、菜裡面配色，又能降低血糖，真的嗎？」

　　一項蝶豆花的體外實驗研究，蝶豆花萃取物能抑制腸道 α-葡萄糖苷酶（glucosidase enzymes）之活性，抑制腸道蔗糖酶（sucrase）及 α-澱粉酶（α-amylase）的作用，對血糖控制有輔助的效果[1]。

蝶豆花的研究

　　蝶豆花是一種豆科植物，富含三萜類化合物、黃酮醇、花青素等營養素，一項研究有十五位健康受試者，飲用蝶豆花飲品、蔗糖飲料，以及二者都有添加的飲料，三十分鐘後，顯示在空腹的狀態下，飲用蝶豆花飲品可增加抗氧化能力而不會發生低血糖，同時食用含有碟豆花及蔗糖的飲料，

碟豆花能幫助降低餐後血糖並改善抗氧化能力。但此研究是針對健康的受試者，結果不一定適用於糖尿病患者，且人數也少，需要更多研究證實[2]。

蝶豆花因顏色呈現藍紫色，目前常做為食用色素，可用於入菜，或添加於烘焙點心、飲品中食用，但因蝶豆花只用於調色，所以這些食品常會加入過多精緻糖、油脂及佐料，導致血糖上升，反而要注意這些食物的攝取量。

糖尿病
可以喝雞精嗎？

解答　喝雞精對控制血糖沒有直接幫助。

　　糖友：「聽說雞精很好，生病喝雞精可以補充營養，還可以改善血糖？」

　　許多人當親朋好友生病時都會送雞精，當作補品補身體，雞精的營養成分到底有什麼？

雞精的營養與研究

　　雞精的營養成分包括蛋白質、鈉、鉀、磷等營養素，其中蛋白質為小分子的支鏈胺基酸，目前許多動物實驗指出雞精有抗疲勞、提振精神、調節免疫的功效，也有部分雞精品牌有免疫調節的健康食品認證，動物實驗中發現雞精萃取物能增強巨噬細胞的吞噬作用，增強免疫球蛋白的活性，有調節免疫的效果[1]。但雞精只強調抗疲勞、調節免疫，對糖尿病控制血糖，目前沒有足夠的證據證實有效。

雞精成分分析（每一百公克食品營養成分資料庫）

營養素	每100公克的量
熱量（大卡）	34
碳水化合物（公克）	0
蛋白質（公克）	8.6
脂肪（公克）	0
鈉（毫克）	86
鉀（毫克）	184
磷（毫克）	17

　　一項「雞精對健康成人」的研究，將三十四位健康成年人分兩組，一組食用「雞精六十八毫升加上二百克熟米」，另一組為控制組，檢測飯後三十、四十五、六十、九十、一百二十分鐘的血糖狀況，研究結果顯示雞精能提高胰島素的敏感性，但此收案人數少，且非糖尿病患者[2]。糖友如果要食用雞精來當作補充品，抗疲勞、調節免疫，原則上只要不過量飲用是沒有問題的。但要用於控制血糖上，目前沒有直接幫助。另外提醒雞精因含有礦物質鈉、鉀、磷，針對腎功能不佳的患者需要留意攝取量，不要過量食用。

雞蛋會增加
罹患糖尿病的風險？

解答 以健康飲食型態，採用健康的烹調方式來吃雞蛋是可
以的。

糖友：「年紀大了不能吃雞蛋，怕膽固醇高，聽說還和
糖尿病有關？」

雞蛋屬於豆魚蛋肉類，是優質蛋白質，幾乎沒有碳水化
合物，為什麼認為吃雞蛋，會增加糖尿病的風險呢？

雞蛋與膽固醇的關係

膽固醇是人體一種必需的物質，製造膽汁、荷爾蒙及維
持細胞的機能，我們體內的膽固醇有 70 ～ 80％是內生性膽
固醇，從肝臟或小腸細胞中合成的，而 20 ～ 30％才與飲食
有相關性，主要是飲食中攝取過多的飽和脂肪酸，像是油炸
物、五花肉、動物皮、糕餅、甜食、奶精等，這些會增加低
密度膽固醇（壞的膽固醇），提高罹患心血管疾病的風險。

因此適量吃雞蛋是沒問題的，且雞蛋含有豐富的蛋白質及營養素，國健署也說明，一般健康的對象（無高血脂、家族性心臟血管疾病、脂肪肝、肥胖者或醫囑特別吩咐者）可以每天吃一顆蛋，並以健康的烹調方式來食用，避免油炸高油的烹調方式，不會增加心血管疾病的風險。而雞蛋與膽固醇、心血管疾病的相關性，早在二〇一五年美國臨床營養學雜誌發表的研究中，被證實沒有直接關係。

雞蛋與糖尿病的關係

有項二〇二〇年的中國研究，針對八千五百四十五位十八歲以上的中國成年人，進行十八年（一九九一年～二〇〇九年）的飲食習慣調查，研究發現長期每天吃一顆蛋（約五十公克）的糖尿病風險會增加至60％，吃愈多雞蛋，罹患糖尿病的風險愈高，作者推測可能為蛋黃中的膽鹼被腸道細菌分解為氧化三甲胺，增加低密度膽固醇、增加罹患心血管及糖尿病的風險[1]。另外有篇二〇一九年刊登在英國營養學期刊的回顧文獻，食用雞蛋對第二型糖尿病的影響，雞蛋的營養成分具抗氧化、抗發炎、降高血壓、免疫調節等，對糖尿病患者有益處[2]。而這些大多是觀察性流行病學研究，且受試者食用蛋的方式是否以高油的方式烹調，油

炸、奶油炒蛋、歐姆蛋等，這些也必須考量，雞蛋攝取量與糖尿病的風險之間的關係並不一致。

　　導致糖尿病及心血管疾病的原因涉及範圍太廣，應該以整體飲食型態去判斷，不能只單看雞蛋的攝取量，像是地中海飲食建議每週吃二～四顆雞蛋，但沒有增加膽固醇及糖尿病的風險，因為地中海飲食型態，整體飲食還有攝取蔬果、全穀類、魚類、堅果等食材，且雞蛋是好的天然健康食材，含有豐富的蛋白質及營養素，以健康飲食為原則、健康的烹調方式食用雞蛋，不用太擔心吃雞蛋會導致糖尿病。要注意的是飲食中的精緻糖、精製澱粉等的攝取量，才是控制好血糖的方式。

豬腳、雞爪、木耳
補充膠原蛋白不影響血糖？

> 解答　豬腳、雞爪、動物皮，小心吃進過多油脂影響血糖。白木耳是水溶性膳食纖維，不是膠原蛋白（collagen）。

糖友：「吃豬腳、雞爪、豬皮、雞皮、魚皮等可以補充膠原蛋白，讓皮膚變光滑，沒有澱粉也不影響血糖？」「吃白木耳、秋葵有膠質，等於吃到膠原蛋白？皮膚會Q彈緊緻？」

愛美是天性，不僅是糖友，許多民眾會追求養顏美容、皮膚光滑，這些食物有幫助嗎？

膠原蛋白是什麼？

膠原蛋白是人體結締組織中最豐富的蛋白質，占人體總蛋白質量約30％，廣泛分布在皮膚、眼睛、指甲、頭髮、牙齦等許多地方，能賦予皮膚強韌、有彈性及防水的功能，也是骨骼、肌腱、韌帶、角膜等結締組織的重要物質，膠原

蛋白不足會影響組織的結構、強度及皮膚狀態，讓傷口癒合不良及老化等。

　　膠原蛋白在有充足的維生素C及蛋白質的營養時，可自行合成，但會隨年齡增加、飲食不均、作息不當、陽光曝曬等因素，合成速率下降、流失，加速皮膚的老化，因膠原蛋白能幫助肌膚鎖住水分，保持溼潤，具有美容的功效，大多數人為了永保青春、皮膚光滑，就開始選擇吃豬腳、雞爪、豬皮、雞皮、魚皮等這些Q彈的食物來補充膠原蛋白，想說能讓皮膚也光滑Q彈，但事實上這些食物不會達到預期的效果。

動物性、植物性食物能補充到膠原蛋白嗎？

　　其實這些食物中的膠原蛋白分子結構過大，不會被人體吸收，所以無法有效合成膠原蛋白養顏美容、讓皮膚光滑Q彈，反而會攝取過多動物性油脂導致肥胖、血脂失控、增加心血管疾病的風險，過多油脂也會讓餐後出現高血糖，造成血糖失控。

　　另外，膠原蛋白僅存在動物性組織中，不存在植物性食物中，植物性的木耳、秋葵、石蓮花、珊瑚草等黏稠狀的物質是水溶性膳食纖維，屬於碳水化合物的一種，與膠原蛋白

差異甚遠。不過，雖然植物性的木耳、秋葵、石蓮花、珊瑚草等沒有膠原蛋白，但水溶性纖維可減緩血糖上升的作用，是腸道好菌的養分來源，能被腸道菌發酵利用，有助於維護腸道健康，依舊是重要營養素的來源之一。

如何預防膠原蛋白流失？

膠原蛋白是蛋白質的一種，攝取蛋白質的食物很重要，豆製品、魚、海鮮、蛋、肉類、乳品類都能補充蛋白質，促使膠原蛋白自行在體內合成，而維生素C可以幫助膠原蛋白合成及軟組織的癒合，如果沒有足夠的維生素C，會降低膠原蛋白的合成與修復功能[1]，維生素C豐富的食物主要是水果，蔬菜也有，如芭樂、柑橘類、甜椒；建議可以補充足夠的蛋白質搭配蔬果，讓膠原蛋白合成更有效率，有助於維持皮膚光滑、青春美麗。還有要維持良好的生活作息及規律的運動，才是維持膠原蛋白的處方。

市售膠原蛋白的產品，是將膠原蛋白的分子變小，有利身體吸收。人體在消化蛋白質時，會先將蛋白質分解成胺基酸、二胜肽、三胜肽，提升吸收率。而天然食物中的膠原蛋白分子結構過大，人體無法從天然食物中獲取膠原蛋白。研究指出人體以水解膠原蛋白的形式吸收率最好，

尤其是二胜肽時吸收率更好[2]，若要食用保健食品，請選擇值得信任、有保障的廠商。

都吃鹹麵包、鹹餅乾，不是甜的不會影響血糖？

解答 **麵包、蛋糕、餅乾，不管鹹、甜口味都含有碳水化合物。要用食物的組成分去想，不能用口味評斷。**

糖友：「我都不吃甜的麵包、蛋糕、餅乾，只吃鹹的食物，而且都選無糖，血糖怎麼還這麼高？」「鹹的蘇打餅乾很健康啊，對身體不是很好嗎？」

鹹的、甜的烘焙食品都會影響血糖

不論鹹的還是甜的麵包、蛋糕、餅乾，都是麵粉製成，均含有碳水化合物，過量攝取會導致血糖控制不易。另外，烘焙食品為了讓麵包、蛋糕、餅乾等增加風味及口感，都會添加較多油脂，像是奶油、酥油、棕櫚油或豬油等，所以烘焙食品屬於高醣、高油的食物，吃多會讓血糖、血脂失控，也會導致肥胖。而大家以為健康的蘇打餅乾，其實沒有想像中健康，一小包蘇打餅乾三～五片（約十五～三十公克）

十五公克等於一份醣類＝四分之一碗飯，如果肚子餓，一不小心吃了好幾包，就像是吃了淋油的飯，所以烘焙食品不管鹹、甜，都需要控制攝取量。

如果容易肚子餓，吃什麼當點心比較好？

工作活動量大、熱量消耗多，容易肚子餓，或是正餐吃得比較少，沒有飽足感，這時想補充點心，提供身體能量、提振精神，可以適量補充含醣食物，水果、燕麥棒、燕麥片、地瓜、全麥土司或搭配含有蛋白質、油脂的食物，像是茶葉蛋、堅果等，也可以選擇乳品類，鮮乳、優酪乳當作點心。

如果只是嘴饞，可以選擇幾乎不含醣類的食物，像是含蛋白質、油脂或膳食纖維的點心，例如無糖豆漿、毛豆、黑豆、水煮蛋、堅果、大番茄、蔬菜棒等，增加飽足感，也不會造成身體負擔、血糖失控（選擇技巧詳見第128頁）。

有糖尿病的人，
水果只能吃不甜的？

解答 水果都可以吃，重點是控制吃的「量」！

糖友：「我都不敢吃鳳梨、葡萄這些甜的水果，只吃芭樂、小番茄、奇異果這些不甜的水果。」

無論哪一種，不管甜不甜都是水果類，均含有果糖，吃哪一種都會影響血糖，重點是要控制吃的「量」。

水果甜不甜都會影響血糖

臨床上有遇過糖友喜歡吃芭樂，覺得不甜不會影響血糖，就無限吃。也有遇過糖友買整顆大西瓜、鳳梨，一次吃半顆或一顆，或者切了好幾盒水果，由於冰箱存放空間不夠，或者怕水果放太久壞掉，就在短時間內吃大量水果。長期下來，容易讓血糖飆升。水果類含有碳水化合物，會讓人感受到甜味的，主要是水果裡的「果糖、蔗糖、葡萄糖」，醣的組成會影響甜味的感受，果糖讓人感受甜味最強烈，再

來是蔗糖、葡萄糖。探討甜度、醣量時，必須考慮到醣的組成及酸味的介入，所以很甜的水果不代表熱量、醣量最高。以下列水果為例，從總醣量來看，每一百公克的水果，同重量的芭樂醣分比西瓜多，梨子比鳳梨、芒果、椪柑醣分多。因此，吃水果時，注意攝取量比選擇甜度低的水果更重要。另外，不管水果GI值高或低，必須控制量。

常見水果類升糖指數（GI）表

品項 （100公克）	醣（公克）	膳食纖維 （公克）	熱量（大卡）
紅西瓜（紅肉）	8.0	0.3	33
芭樂	9.8	3.3	38
椪柑	10.0	1.5	40
百香果	11.2	5.3	64
芒果	13	1.2	50
鳳梨	13.6	1.1	53
梨子	14.1	2.1	53
香蕉	22.1	1.6	85

建議採購水果前先評估吃的量及冰箱的空間，選擇當季盛產的水果較佳，健康成年人建議每天二～四份水果量，而糖友建議將水果分量控制在每天二份（一份水果約為拳頭大小，或是切塊放進碗裡約八分滿碗）。不建議以果汁、果乾

取代新鮮水果，果汁吸收率快、升糖指數較高，若經過過濾，導致部分營養素流失，像是膳食纖維、植化素、維生素C等，且喝果汁會不小心過量，引起高血糖以外，也會影響三酸甘油酯、抑制尿酸的代謝，所以糖友、血脂異常、痛風的患者都要留意攝取量。另外，果汁含鉀量也高，腎功能不佳者更必須注意。

項目	低GI＜55	中GI 55～70	高GI＞70
血糖波動	小	中	大
水果類	櫻桃、葡萄柚、蘋果、柳橙、奇異果	草莓、李子、桃子、芒果、鳳梨、木瓜	熟香蕉、西瓜、荔枝、龍眼、果汁

維生素 D
對血糖有益處？

解答 先確認體內是否缺乏維生素D，避免補充過量；維生素D足夠仍需要控制飲食和運動，才能穩定血糖。

糖友：「維生素D好處多多，對血糖也有幫助？要怎麼吃比較不會缺乏？」

維生素D是必須營養素之一，需抽血檢驗才知道是否足夠，對身體有哪些益處？聽說能預防骨質疏鬆、糖尿病？

維生素 D 對身體的益處

維生素D是身體重要的營養素之一，有陽光維生素之稱，除了能促進腸道增加鈣質吸收，以及強化骨質密度減少骨折外，還有增強免疫力、抗發炎及維持血中鈣磷濃度平衡的功效。有研究顯示維生素D會降低糖尿病的發生率，人體胰臟 β 細胞上有維生素D的受器，會幫助胰臟 β 細胞接收維生素D，進而影響胰島素的分泌。維生素D的攝取量與

胰島素敏感性有正相關，且維生素D能維持血中鈣磷濃度平衡，胰島素分泌需要鈣離子調節，所以維生素D不足也會影響胰島素阻抗[1]。

依據國民營養健康狀況變遷調查及臺灣中、老年人研究顯示，臺灣人缺乏維生素D的比例約六～七成，女性則比男性多，推測原因是女性出門時，會做好充足的防曬措施。另外居住在台灣北部缺乏維生素D的機率比南部高，主要是因為北部高樓大廈較多，而南部或離島民眾曬到太陽的機率比較高。

如何獲取維生素D？

維生素D可以從天然食物的菇類及多脂魚類（鯖魚、秋刀魚、鮭魚、沙丁魚等omega-3豐富的魚類）、雞蛋、乳品類中獲取；但菇類在栽培過程中要經過紫外線照射（UVB）才會有較高的維生素D，且烹調時要搭配油脂，一起食用才容易被人體吸收，因為維生素D是脂溶性的；至於乳品類，現在國內、外都有額外添加維生素D於牛奶及奶粉中，像美國及加拿大因緯度高、冬季長，有強化維生素D加入牛奶中的國家政策，臺灣現在也有添加維生素D的強化奶可供民眾做選擇。

人體也可以從皮膚接收陽光獲取維生素D，皮膚只要接觸陽光就能合成維生素D，提供身體所需。有項澳洲研究，建議每天將臉、手臂日晒十～十五分鐘，但前提是不要塗抹過多防晒乳，才能獲取足夠的維生素D[2]。若想知道維生素D足不足夠，可以抽血檢驗，根據國人膳食營養參考建議量第八版，零～五十歲維生素D建議量為400 IU（10μg），超過五十歲為600 IU（15μg），如果體內的維生素D不足，再考慮購買維生素D保健食品，並避免補充過量而造成維生素D中毒，導致高血鈣症，也可能會損害心血管及腎臟喔！

礦物質鉻
對血糖有益處？

解答 均衡攝取六大類食物比食用單一營養素更有助控制血糖。

糖友：「市售糖尿病配方或保健品都有添加鉻（chromium），聽說對血糖有好處，是真的嗎？」

關於礦物質鉻的補充劑量、頻率、要食用多久都需要更多實驗證實。

礦物質鉻的相關研究

相信很多糖友對礦物質鉻並不陌生，市售糖尿病配方或保健品都有主打添加礦物質「鉻」，首先先了解，營養素分為巨量營養素（碳水化合物、蛋白質、脂肪）及微量營養素（維生素、礦物質），微量營養素不能轉換成能量利用，卻是維持生理機能的重要物質。礦物質鉻為人體必需的微量營養素，參與醣類的代謝，缺乏會造成葡萄糖代謝異常，具生

物活性的為三價鉻（chromium picolinate），被認為有助於改善胰島素阻抗、降低血糖。鉻可以從天然食物的全穀類、菇類、蛋類、肉類、乳品類中獲取，而六價鉻則對人體有毒性，目前被列為人類致癌物。

　　臨床研究指出，第二型糖尿病患者補充鉻後，有助於降低空腹血糖、糖化血色素、胰島素阻抗，有人認為可能是體內本身就缺乏鉻，補充鉻後影響血糖的程度更明顯，但關於補充劑量、頻率、要食用多久等仍需要更多實驗證實[1]。維持健康飲食型態及控制碳水化合物的攝取量比補充單一營養素更為重要，假如碳水化合物的攝取量超出建議量，飲食也不均衡，單靠補充單一營養素來控制血糖，效果非常有限。好好調整自己的整體飲食比補充微量營養素更重要，均衡攝取六大類食物也能避免身體缺乏許多重要的營養素，所以要控制好血糖，健康飲食型態比補充保健品來得更重要。

喝糖尿病營養品，
血糖就會變好？

解答 糖尿病配方中含有碳水化合物，過量仍會高血糖、增加體重！

糖友：「看到許多廣告及名人代言糖尿病專用配方，買來喝就能讓血糖變好？」

目前市售的糖尿病專用配方百百種，減醣、高纖、低GI配方等，有些人認為糖尿病配方會讓血糖變好，就買來送禮或當補品喝。事實上，配方中仍含有碳水化合物，不能降低血糖，主要是用來取代早餐或點心，讓血糖穩定。

糖尿病專用配方的特性

1. 減醣：調整三大營養素的比例，碳水化合物相對一般配方少，增加蛋白質及脂肪的比例，對餐後的血糖影響較小，但有腎功能不佳者要小心，避免蛋白質攝取過量。

2. 添加膳食纖維：有額外添加膳食纖維，例如難消化麥

芽糊精、菊苣纖維、黃豆纖維、果寡醣等，可延緩血糖上升的速度，還可以增加飽足感。

3. **低GI**：低升糖指數，因有額外添加膳食纖維，降低血糖上升的幅度。不過一般市售的鮮乳也屬於低GI的食物，對糖友也是不錯的選擇。

4. **無添加精緻糖**：利用代糖取代精緻糖的甜味，不增加總醣量，避免血糖波動過大。

糖尿病專用配方主要是針對營養狀況不佳、胃口不佳、進食量下降的人做營養補充，而不是用來降低血糖，配方中仍含有碳水化合物。常見糖尿病專用配方的碳水化合物每瓶含有約二十～三十公克左右，食用過多仍會使血糖上升，也會讓體重控制不佳，可以取代一般乳製品、餐點或點心，當作營養補充食用，例如，早餐吃漢堡加奶茶，可以用糖尿病配方取代奶茶；點心吃餅乾也可以用糖尿病配方取代。或者胃口不好時也可以補充，讓血糖更穩定，營養更充足。

許多人會疑惑食用營養補充品的必要性，可以先評估自身的營養狀況，是否因某些因素導致食欲不佳、進食量下降、體重減輕、營養不良等情形，再購買相關補充品來

補充營養，增強體力、提升免疫力及維持體重。相反的，如果一個食欲、進食量及體重皆正常的人，就不一定需要，攝取過多反而會造成身體負擔。

代糖
對健康有什麼影響？

解答 目前研究結果顯示，代糖可能與心血管疾病有關，也
可能會破壞腸道菌叢、影響代謝，與癌症也有相關
性，但仍需要更多研究證實。

　　糖友：「我喜歡吃甜食，用代糖取代含糖食物，對健康
有什麼影響？聽說能幫助減肥？但也有可能致癌？」

　　代糖是人工甜味劑的統稱，具有甜味及低熱量的特性，
像是糖精、阿斯巴甜、赤藻糖醇等，對於嗜甜者又擔心血糖
控制不好的人，可以當作糖的替代品。代糖對健康有沒有什
麼影響？安全嗎？

代糖與心血管疾病相關性

　　近年來有研究顯示食用代糖可能會增加罹患心血管疾病
的風險，美國心臟病學會雜誌發表一項研究，將十萬多名
受試者分為三組，一組攝取含糖飲料（超過5％精緻糖），

一組攝取含有非營養性甜味劑的代糖飲料，另一組為控制組（皆不攝取），二〇一一年～二〇一九年的調查中，顯示食用代糖飲料與含糖飲料的人皆會對心臟造成有害影響，中風、心肌梗塞、心臟病發生的機率比不喝飲料的人增加20％[1]。另一項研究顯示「赤藻糖醇會增加心血管的風險」，針對二千一百四十九位美國人及八百三十三位歐洲人的研究，發現赤藻糖醇會引起血小板凝集、促使血栓形成，增加中風、心血管疾病的風險[2]。

代糖會影響腸道菌嗎？

一項文獻回顧發現食用代糖可能會影響體內腸道菌種，破壞腸道菌叢的平衡及多樣性，進而導致胰島素阻抗，影響代謝疾病的進展[3]。但也有研究表示反面意見，有項臨床研究將健康受試者分兩組，食用不同人工代糖，分別為阿斯巴甜〇·四二五公克及蔗糖素〇·一三六公克，兩週後，分析糞便中的微生物及短鏈脂肪酸，發現有無食用代糖對糞便中的微生物及短鏈脂肪酸沒有顯著差異[4]。研究正、反面都有，代糖與腸道菌的相關性仍存在爭議。

代糖有助於減重？

　　目前沒有證實代糖有助於減肥，且代糖取代甜味時，無法傳導到大腦中樞神經的飽食中樞，無法滿足大腦對糖的需求訊號，可能會增加吃甜食的渴望，反而增加食欲，讓人想吃更多，吃進更多熱量。且攝取添加代糖的食物，可能會降低飽足感、覺得減少總熱量的攝取，反而吃更多食物，造成體重增加[5]。代糖雖然沒有什麼熱量，但也不會幫助減肥。

代糖會致癌嗎？

　　國際癌症研究機構（The International Agency for Research on Cancer, IARC）是世界衛生組織（WHO）轄下的跨政府機構，評估某物質對人類的致癌性時，會基於臨床研究、動物實驗、流行病學調查等多項數據，做出全面性判斷，並將物質進行分類，可分為：

　　1.一級致癌物：確定對人類具有致癌性，如酒精、檳榔、菸草、黃麴毒素、空氣汙染等。

　　2.二A級致癌物：對人體研究證據有限，但動物實驗證據充分，極有可能為致癌因子，如紅肉、丙烯醯胺（高溫油炸釋出物）、亞硝酸鹽（存於加工肉品內）等。

　　3.二B級致癌物：對人體研究證據有限，而動物實驗證

據不完全充分，可能為致癌因子，如阿斯巴甜、醃漬蔬菜等。

3.三級致癌物：對人體致癌性的研究證據不足，如咖啡因。

4.四級致癌物：欠缺致癌性證據，極有可能為非致癌因子。

阿斯巴甜於二〇二三年七月被世界衛生組織列為二Ｂ級致癌物，定義為「對人體的致癌性證據有限」，廣泛用於各種食品和飲品中，包括飲料、口香糖、冰淇淋、布丁、果凍、早餐麥片、牙膏、止咳藥水等。

根據美國ＦＤＡ的規定，阿斯巴甜每日可接受攝入量（ＡＤＩ）為「五十毫克／公斤」，而歐洲監管機構建議成人和兒童的阿斯巴甜攝入量為「四十毫克／公斤」，以五十公斤來說，每日上限為二千～二千五百毫克，代糖可樂一罐（約三百三十毫升），阿斯巴甜約一百八十毫克，每天要喝十一～十四罐才會超標，且阿斯巴甜的甜度為蔗糖的一百八十～二百倍，一般來說，只要少量就可以達到理想甜度，不至於攝取超量。另外列為一級致癌物的酒精、菸草、檳榔等，以及二Ａ級致癌物的紅肉、亞硝酸鹽（存於加工肉

品內），都比二B級致癌物阿斯巴甜有更高的致癌風險，所以民眾不必過度恐慌。而其餘代糖沒有足夠證據證實使用在人體上會致癌，但有可能對健康造成其他影響。

像是一九七〇年，有實驗懷疑糖精會讓白鼠罹患膀胱癌，因此當時含有糖精的食品需加註警語，但經過多年研究，無法找到明確的證據證實糖精與人體致癌的關聯性，現在認為正常劑量的糖精不會致癌，也沒有其他健康風險的疑慮，因此糖精目前已准許添加在飲料及食品中。其致癌性還需要更多研究才能證實。

以上代糖與疾病的相關性研究，仍鼓勵減少含糖食物攝取量較佳，使用代糖只能暫時代替含糖食物。無論是精緻糖還是代糖，適量攝取、偶爾攝取就好。還是要養成逐漸減少精緻糖的習慣，少喝飲料、少吃甜食，維持健康的生活型態，不能長期依賴代糖。（甜味劑安全劑量詳見第81頁）

睡覺時沒吃東西，為什麼早上起床的血糖還比昨晚高？

解答 有可能是飲食不正常、壓力、荷爾蒙所導致，也可能與胰島素的使用有關。

糖友：「一晚都沒吃，為什麼血糖還是高？為什麼早上醒來的血糖還比昨晚睡前高？」

血糖在體內如何維持平衡？當吃進醣類（飯、麵、水果等），身體會將它分解成葡萄糖，胰島素將葡萄糖送至身體給細胞利用和儲存成肝醣。夜間睡覺時，身體會分泌生長激素、升糖素等，血糖偏低時會協助釋放肝醣維持血糖平衡，所以半夜沒有進食，身體也會提供基本能量，維持夜間血糖恆定及器官運作。而導致空腹血糖偏高，可能的原因有飲食不正常、壓力大或荷爾蒙所導致，若體內胰島素分泌不足或注射劑量不足，便會使血糖升高。有聽過「黎明現象」或「梭莫基效應」嗎？

黎明現象（Dawn Phenomenon）

　　夜間血糖平穩，到了凌晨三～四點時（黎明），因體內荷爾蒙影響，例如生長激素、升糖素升高，拮抗胰島素的作用，或是胰島素分泌不足、利用率不佳、晚餐、睡前時攝取過量醣類等原因，導致血糖上升。建議晚餐控制醣類食物攝取量，睡前不吃點心消夜，增加飯後運動量，避免高血糖，建議有使用胰島素的糖友與醫師討論是否調整藥物，是否該增加睡前胰島素施打的劑量。

梭莫基效應（Somogyi Effect）

　　睡前血糖值正常，到了凌晨三～四點時出現低血糖現

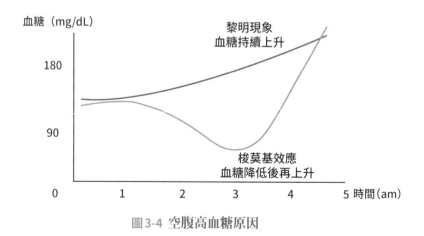

圖3-4 空腹高血糖原因

象，這時體內荷爾蒙引發糖質新生作用，產生反彈性高血糖，發生原因可能為空腹太久、晚餐吃太少、胰島素注射過多等，建議睡前可以補充適量點心，維持夜間血糖，並與醫師討論是否調整藥物，是否減少胰島素施打的劑量，避免半夜低血糖。

由圖3-4可以看出黎明現象是半夜到清晨血糖持續上升，而梭莫基效應則是半夜血糖降低後反彈性升高。當糖友發現睡前血糖正常，早晨偏高時，可以測一下凌晨三～四點的血糖值，確認自己是哪一種現象。飲食不正常、生活不規律、熬夜睡不好、壓力大、藥物使用劑量等因素都會造成早晨血糖偏高。

肌少症
與糖尿病有關嗎？

解答 肌少症可能會影響糖尿病的血糖控管，糖尿病也會增加肌少症的發生率。

糖友：「聽說年紀大了會得肌少症，糖尿病發生機率還比較高？」

糖尿病和肌少症其實是雙向關係，只要存在一種疾病，有可能會伴隨另一種疾病的進展。糖尿病會造成胰島素阻抗，慢性發炎、氧化壓力提升會影響肌肉的健康，而肌肉減少也會影響血糖控制不穩。

肌少症對健康的影響

肌少症顧名思義就是骨骼肌質量、強度逐漸流失，伴隨生活功能下降、生活品質變差。隨著年齡增長，肌肉量會漸漸流失，四十歲以後，肌肉質量每十年會下降8％、大腿肌力減少10～15％；七十歲以後，肌肉質量每十年會流

失15％、大腿肌力減少25～40％，流失部位多為下肢肌肉群，會影響高齡者的身體功能表現，步態不穩、容易跌倒等問題，跌倒就可能會疼痛、骨折、骨裂、臥床，影響生活品質，嚴重甚至會導致死亡。

另外，有許多高齡者因罹患糖尿病就吃得少，或是牙口不好、咬不動就不吃，導致營養不良，更加速肌肉流失，而現代人久坐少動的生活型態，也會加重肌少症年輕化的趨勢。

如何簡易自我評估肌少症？

以亞洲肌少症（Asian Working Group for Sarcopenia, AWGS）的診斷標準，簡易篩檢及自我評估是否為肌少症的高危險群[1]：

1.**簡易篩檢**：量測小腿圍，男生＜三十四公分，女生＜三十三公分；或是以SARC-F問卷評估（請見以下表格），分數≧四分。

2.**自我評估**：肌肉力量以握力檢測男生＜二十八公斤，女生＜十八公斤。如果沒有握力器，可以用體能表現評估，連續五次起立坐下≧十二秒，或是六公尺步行速度＜一公尺／秒。如果有以上情形，可能為肌少症高危險群，建議至醫療院所進一步檢查。

SARC-F問卷如下（共五題）

評估項目	詢問內容	分數
肌力	您拿起或搬動四‧五公斤重的物品會感到困難嗎？	
	沒有困難	0
	有一些困難	1
	很困難／無法完成	2
步行輔助	您走過一個房間的距離會感到困難嗎？	
	沒有困難	0
	有一些困難	1
	很困難／需要使用步行工具／無法完成	2
從椅子上起身	您從床上或椅子上起身會感到困難嗎？	
	沒有困難	0
	有一些困難	1
	很困難／沒有他人幫助時無法完成	2
上臺階	您走上十個臺階會感到困難嗎？	
	沒有困難	0
	有一些困難	1
	很困難／無法完成	2
跌倒	過去一年中您跌倒過幾次？	
	沒有跌倒	0
	一～三次	1
	四次或以上	2

糖尿病與肌少症為雙向關係

吃進含醣食物後，會消化分解成葡萄糖，胰島素會將葡萄糖帶入肌肉細胞中利用，多餘的葡萄糖就會轉成肝醣，儲存在肌肉及肝臟中，當身體有需要時，就能分解成葡萄糖，

提供能量。當肌肉量愈少，儲存肝醣的能力及釋放葡萄糖愈少，容易造成血糖控制不穩，而長期血糖控制不佳，也會讓身體容易誘發氧化反應、胰島素阻抗，增加肌肉的流失[2]。另外，肌肉量減少、代謝率下降、身體氧化壓力提升，也會增加心血管疾病的風險。

如何預防肌少症？

攝取足夠熱量：攝取足夠的熱量，避免營養不良導致體重下降、肌肉量流失及免疫力下降，均衡攝取六大類食物，有效獲取足夠的熱量。

攝取優質蛋白質：蛋白質能修補及增長肌肉組織，減緩肌肉流失的速度，成年人蛋白質需求量為一・〇公克／公斤，高齡者為一・二公克／公斤以上，若有肌少症問題，要再提升一・二～一・五公克／公斤（若有腎臟問題必須再調整）。

1.豆魚蛋肉類：建議每餐豆魚蛋肉類至少一掌心，且應避免油炸及加工製品的食用。高齡者在選擇肉品時，會因牙口問題選擇較多油脂的部位，造成攝取過多的飽和脂肪酸，建議選用瘦肉並用一些烹調技巧將肉質變軟，像以拍打的方式或用水果酵素（鳳梨、木瓜、奇異果）醃製，使肉質較軟嫩或選軟質

的豆腐、魚肉、蒸蛋等。

2. **乳品類**：含有優質蛋白質及鈣質，也能保持骨質健康，每天早晚各喝一杯鮮乳（二百四十毫升）或無糖優格、優酪乳，也可以將乳製品入菜。如有乳糖不耐症，建議可選用優格、優酪乳、起司減少腸道不適，或由少量乳品開始攝取，讓腸道慢慢適應乳糖後，再逐量增加。

陽光維生素D：維生素D可幫助鈣質的吸收，以預防骨鈣合成不足導致骨質疏鬆，也影響肌肉收縮、功能及強度。皮膚經陽光日晒後，可合成維生素D，建議走出戶外晒晒太陽；也可從食物中的菇類、多脂魚類（鯖魚、秋刀魚、鮭魚、沙丁魚）及強化維生素D的乳品中獲取。（維生素D詳見第181頁）

運動不可少：有氧運動能改善心肺功能如跑步、游泳等，阻力運動能增加肌力並維持肌肉質量及骨密度，如深蹲、彈力帶、握力球等重訓，合併二者訓練，可以強化心肺功能及肌肉強度。建議中強度運動（持續運動十分鐘以上，能順暢對話，但無法唱歌）每週三～五次，每日至少三十分鐘以上，無運動習慣者建議分次完成。（運動詳見第61頁）

尿尿有泡泡？
出現糖尿病腎病變
要怎麼吃？

解答 尿尿有泡泡不一定是蛋白尿，有糖尿病腎病變應控制蛋白質，礦物質磷、鈉、鉀的攝取量。

糖友：「尿尿有泡泡就是腎臟不好嗎？」「糖尿病要控制醣分，腎臟病又要控制蛋白質、礦物質，種種限制加起來，那我什麼都不能吃了啊！」

這些限制讓有糖尿病腎病變的糖友覺得很困惑，也覺得飲食控制非常困難。事實上，飲食與日常生活息息相關，擁有正確觀念，善用小技巧，飲食治療沒有想像中困難喔！

尿尿有泡泡就是蛋白尿嗎？

不一定！需要透過尿液檢查才可判定。尿液中出現泡泡，有時可能是排尿時的速度比較快或衝擊力道比較大，男性站著排尿衝擊力道較大，尿下的高度愈高，衝擊力道愈

大，排尿後馬桶內會產生泡泡，但不一定就是蛋白尿。如果發現泡泡是很密集的小泡泡或消失速度較慢，要有警覺性，可以告知醫師，進一步做檢查確認。

糖尿病為什麼會腎病變？

有些糖尿病腎病變的糖友會產生許多疑惑，是不是因為吃太多藥物、打胰島素所導致的？糖尿病引起的腎臟病變主要是血糖控制不佳，像是飲食不正常、不良的生活型態、沒有遵從醫囑服藥等，導致高血糖、血糖失控，讓腎臟長期過濾高血糖濃度的血液，腎臟細胞會出現結構性變化，例如腎絲球增大、纖維化等導致腎病變，我們稱為糖尿病腎病變。糖尿病使用的口服藥及胰島素，對腎臟的傷害沒有直接關係。及早發現、治療，好好控制血糖，可以避免腎病變及其他併發症的發生。

糖尿病腎病變後該如何控制？

■ 控制血糖、血壓、血脂

糖尿病腎病變後血糖控制一樣很重要，還包含血壓、血脂多方管理，可以延緩腎病變的惡化，避免腎功能衰竭進入

洗腎的階段，所以定期回診、抽血、量血糖、血壓很重要。

■ 飲食上該如何注意？

1.控制蛋白質攝取量

　　腎功能正常的蛋白質建議量為每公斤體重一～一‧五公克，糖尿病腎病變者，蛋白質建議應控制為每公斤體重○‧八公克，比起高蛋白飲食者，能延緩腎功能的惡化。而且蛋白質要選擇優質的蛋白質，含有較多人體必需胺基酸，吸收、利用率也較高的高生物價蛋白質，像是豆製品、魚、海鮮、蛋、肉等，雖然乳品類也富含優質蛋白質，但磷含量較高，不太適合過量攝取。有些食物雖然含有部分蛋白質，像是麵製品、全穀類，還有堅果類，但這些食物必需胺基酸不完整，相對利用率較差，屬於低生物價蛋白質，也稱作不完全蛋白質，所以不建議當作蛋白質的主要來源。主食的選

原則	食物
選擇優質蛋白質	1. 選擇高生物價蛋白質：豆製品、魚類、海鮮、蛋類、肉類，建議至少一半以上的蛋白質要來自優質的蛋白質。 2. 避免食用過多低生物價蛋白質：麵製品（麵筋、麵腸、烤麩等）、全穀雜糧類（綠豆、紅豆、蠶豆、豌豆、鷹嘴豆等）和堅果類（花生、瓜子、核桃、腰果、杏仁等）。
澱粉改選低氮澱粉	1. 冬粉、粉條、米苔目、粉圓、西谷米、粉皮、藕粉、水晶餃皮、玉米粉、太白粉、地瓜粉、澄粉等。 2. 葡萄糖聚合物的商業配方，糖飴、粉飴等。

擇可以改選低氮澱粉（低蛋白澱粉），降低蛋白質攝取量，增加其他優質蛋白質的攝取。

2. 減少礦物質磷、鈉、鉀的攝取量

糖尿病腎病變除了注意蛋白質的攝取外，也必須考量腎臟對磷、鈉、鉀等礦物質的代謝是否能負荷。依據每個人的飲食習慣、抽血報告做調整，建議腎病變糖友可以把握抽血報告的時間，回診與營養師討論是否需要調整飲食。當身體出現糖尿病腎病變時，不表示會走向洗腎的階段，好好控制能減少併發症的發生，並降低腎臟惡化的速度，保障自己的生活品質。

3. 禁止吃楊桃

腎臟功能不佳的患者食用楊桃及相關食品後，會產生中毒的現象，可能會出現打嗝、噁心、嘔吐、肢體麻木、意識障礙等神經症狀，嚴重甚至會死亡。若短時間內飲用大量楊桃汁會產生急性腎衰竭，尤其是在空腹或脫水的狀態下，目前所知原因與楊桃含有特殊神經毒素（Caramboxin）及高量草酸有關，特殊神經毒素會透過血腦障壁影響中樞神經系統傳導物質平衡，使得神經過度興奮而導致神經官能症狀，如意識混亂、癲癇發作等現象，正常人食用後可以經由腎臟代謝，不會對健康造成危害，而腎臟功能不佳者應避免食用楊桃。

礦物質	食物
高磷食物	1. **乳製品**：鮮乳、優格、起司等。 2. **全穀雜糧類**：綠豆、紅豆、蠶豆、豌豆、蓮子、薏仁、糙米、五穀米、小麥胚芽等。 3. **堅果類**：花生、杏仁果、開心果、腰果、核桃、芝麻等。 4. **加工肉品**：肉鬆、培根、臘肉等。 5. **其他**：酵母粉、健素糖、可樂、汽水、巧克力等。 ★ 有使用磷結合劑（降磷藥）的腎病變糖友，除了隨餐服用以外，如果有吃點心，也需要搭配食用，讓整體降磷效果更好。
高鈉食物	1. **加工食品**：醃漬品（蜜餞、榨菜、泡菜等）、罐頭食品、加工肉品（肉鬆、培根、臘肉等）。 2. **調味料**：醬油、烏醋、味精、味噌、沙茶醬、辣椒醬、豆瓣醬、番茄醬等。 建議減少人工調味料，使用天然食材調味，減少鈉含量的攝取，像是花椒、八角、檸檬、香菜、蔥、薑、蒜、九層塔等增加風味。
高鉀食物	1. **各類湯品**：雞湯、牛肉湯、肉湯、藥膳湯、火鍋湯、中草藥等。 2. **飲料**：咖啡、茶飲、運動飲料應適量，白開水是最好的選擇。 3. **生食**：生菜、蔬果汁、精力湯，建議吃熟食，因為鉀離子易溶於水，可以使用烹調方式減少鉀的攝取量。 4. **水果類**：哈密瓜、香瓜、木瓜、奇異果、草莓、小番茄、香蕉和果乾、果汁等。 5. **高鉀調味料**：低鈉鹽、薄鹽醬油等低鈉調味料，是以鉀取代鈉，過多會堆積在體內造成高血鉀症，不建議使用。

4
CHAPTER

▽

穩糖料理
這樣吃

鮭魚毛豆藜麥炊飯

一人份　🕐 料理時間 30 分鐘

〔食材〕

鮭魚…70 克
毛豆仁…25 克
藜麥…40 克
玉米粒…10 克
鴻喜菇…60 克
美白菇…60 克
紅椒…30 克
蔥…適量

〔調味料〕

芥花油…1 茶匙
米酒…1/2 茶匙
日式醬油…1/2 茶匙
鹽…適量
黑胡椒…適量

〔作法〕

1 鮭魚切塊加入米酒、鹽醃製十五分鐘。

2 食材洗淨，紅椒切丁，蔥切成蔥花，鴻喜菇、美白菇切小塊，藜麥洗淨備用，鮭魚切塊備用。

3 將藜麥：水＝1：1，放入電子鍋內，再放入玉米粒、毛豆仁、鴻喜菇、美白菇、紅椒，加入日式醬油、黑胡椒炊煮。

4 熱油鍋，鮭魚煎熟，撒上黑胡椒備用。

5 電源跳起來後悶十分鐘，將鮭魚擺在飯上，撒上蔥花即可。

熱量	碳水化合物	蛋白質	脂肪	膳食纖維
393.3 大卡	41.6 公克	29.8 公克	12.3 公克	9.2 公克

營養 tips

鮭魚含有優質的蛋白質及omega-3不飽和脂肪酸，提供肌肉修補、抗氧化、抗發炎功效，再搭配毛豆仁，植物性蛋白質、無膽固醇、含膳食纖維，以及低GI的藜麥，藜麥比白米含較多營養素，是一道營養又穩糖的料理。

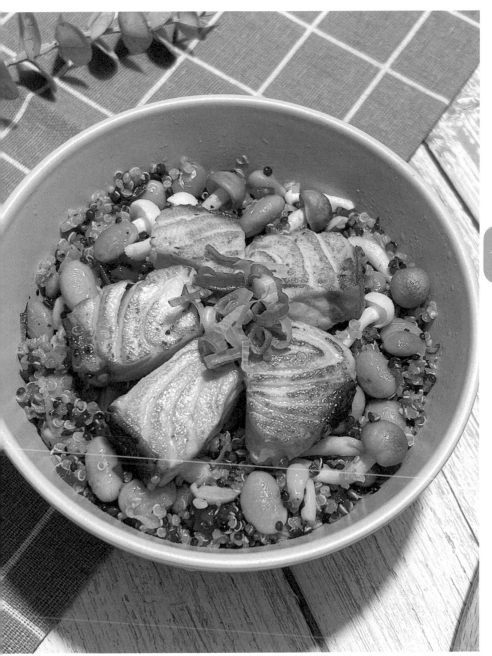

泡菜牛肉花椰菜飯

一人份　🕐 料理時間 20 分鐘

〔食材〕

牛後腿肉…50 克
糙米…40 克
花椰菜米…100 克
菠菜…30 克
韓式泡菜…10 克
紅蘿蔔…10 克
洋蔥 10 克
蒜頭適量

〔調味料〕

芥花油…1 茶匙
鹽…適量
白芝麻（熟）…適量

〔作法〕

1　糙米前一天先洗淨浸泡，當天再煮熟備用。

2　牛肉切片，菠菜洗淨切段，紅蘿蔔、洋蔥洗淨切絲，蒜頭切末備用。

3　起鍋熱油，加入蒜末、洋蔥、紅蘿蔔、泡菜炒香，再加入牛肉片拌炒。

4　再加入糙米飯、花椰菜米、菠菜拌炒，最後加點鹽拌勻起鍋，撒上白芝麻即可。

熱量	碳水化合物	蛋白質	脂肪	膳食纖維
323.3 大卡	40.1 公克	20.8 公克	9.9 公克	5.7 公克

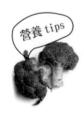

營養 tips

花椰菜米是近年來很熱門的食品，白花椰菜米外型類似米飯，許多人用來取代主食，且白花椰菜為蔬菜類，含有豐富的膳食纖維，低碳水化合物，成為目前受歡迎的食材之一。牛肉是很好的蛋白質來源，但飽和脂肪酸含量較高，建議選擇板腱肉、後腿肉等部位，減少油脂的攝取，牛肉也含豐富的鐵質，是道元氣滿滿的料理。

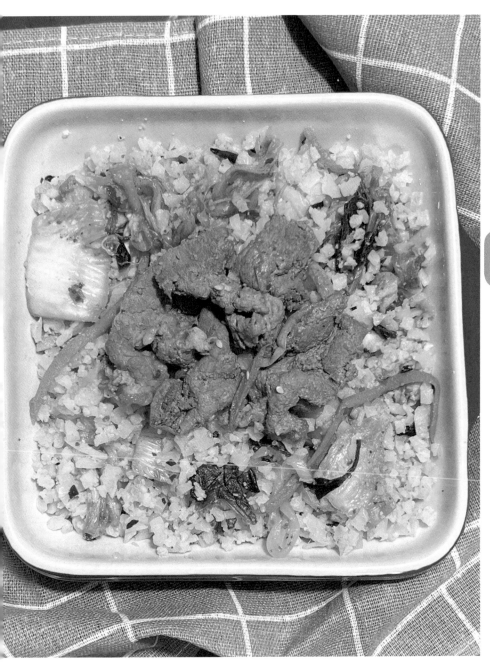

雞肉彩蔬豆腐飯

一人份　🕐 料理時間 20 分鐘

〔食材〕

原味舒肥雞胸肉…60克
板豆腐…20克
糙米…40克
玉米粒…10克
黑木耳…40克
胡蘿蔔…20克
小黃瓜…40克
蔥花…適量

〔調味料〕

芥花油…1茶匙
胡椒粉…適量
鹽…適量
花椒粒…適量

〔作法〕

1　糙米前一天先洗淨浸泡，當天再放入電鍋煮熟備用。

2　豆腐壓碎、擠出水分備用，黑木耳、胡蘿蔔、小黃瓜切小塊。

3　起鍋熱油，先加入豆腐炒乾，再加入黑木耳、胡蘿蔔、小黃瓜、糙米飯拌炒均勻，加入鹽、胡椒粉、花椒粒調味起鍋。

4　將原味舒肥雞胸肉切片，撒上胡椒粉擺在飯上，撒上蔥花即可。

熱量	碳水化合物	蛋白質	脂肪	膳食纖維
314.9 大卡	39.2 公克	20.0 公克	8.3 公克	5.7 公克

營養 tips

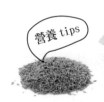

糙米為未精製全穀雜糧類（低GI），比白米含較多維生素B群、礦物質及膳食纖維，糙米口感較硬，建議可以先浸泡後再烹煮。板豆腐含有優質蛋白質以外，還含有鈣質（加工流程不同，板豆腐鈣質含量高於豆漿、嫩豆腐），是全素者補充蛋白質及鈣質的好來源，以壓碎的板豆腐部分取代飯，是一道減醣高蛋白的料理。

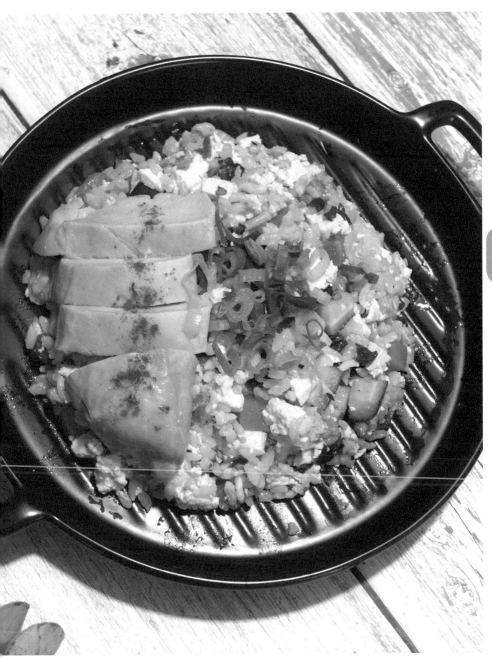

飯・料理

香菇豬肉燕麥粥

一人份　🕐 料理時間 15 分鐘

〔食材〕

燕麥…40克
豬里肌肉…70克
香菇…100克
鴻喜菇…20克
美白菇…20克
薑、蒜頭、蔥…適量

〔調味料〕

芥花油…1茶匙
鹽…適量
白胡椒粉…適量

〔作法〕

1 食材洗淨，薑、蒜頭切末、蔥切成蔥花，香菇洗淨切片，鴻喜菇、美白菇洗淨切段備用，豬里肌肉切末。

2 起鍋熱油，將豬里肌肉炒熟、炒香，再放入香菇片、鴻喜菇、美白菇，加水四百毫升煮滾。

3 最後加入燕麥煮軟，撒上鹽、白胡椒，起鍋撒上蔥花即可。

熱量	碳水化合物	蛋白質	脂肪	膳食纖維
404.6 大卡	36.6 公克	21.9 公克	19.3 公克	8.0 公克

營養 tips

燕麥為低GI的未精製全穀雜糧類（即溶的不算），含有β葡聚醣、膳食纖維，有助於穩定血糖。豬肉富含優質蛋白質、維生素B₁，能修復組織、維持代謝，建議選擇油脂相較低的里肌、瘦腿肉等部位，再搭配菇類，含維生素D、膳食纖維，是道營養滿分的粥品。

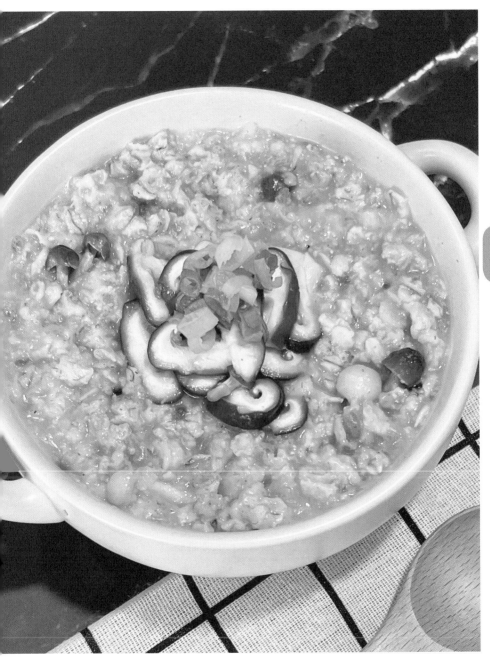

薑黃鮮蝦燉飯

飯・料理

一人份　🕐 料理時間 30 分鐘

〔食材〕

大草蝦…100克
糙米…40克
鴻喜菇…60克
美白菇…60克
綠花椰菜…10克
洋蔥…10克

〔調味料〕

橄欖油…2茶匙
薑黃粉…1茶匙
義式香料…適量
鹽…適量

〔作法〕

1　糙米前一天先洗淨浸泡，當天再放入電鍋煮熟備用。

2　食材洗淨，鴻喜菇、美白菇、綠花椰菜切段備用，洋蔥切小塊備用，草蝦洗淨備用。

3　綠花椰菜燙熟備用。

4　起鍋熱油，將草蝦煎熟，撒上義式香料起鍋備用。

5　熱油鍋，放入洋蔥拌炒，再加入糙米飯、鴻喜菇、美白菇、薑黃粉，蓋鍋慢燉。

6　最後加入鹽、義式香料調味，擺上草蝦、綠花椰菜即可。

熱量	碳水化合物	蛋白質	脂肪	膳食纖維
333 大卡	37.6 公克	19.8 公克	12.0 公克	4.0 公克

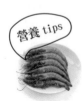

營養 tips

蝦子富含蛋白質又低脂，很適合當作減脂、減醣的食材。薑黃當中的有效成分薑黃素（curcumin），是一種多酚類化合物，具有抗發炎、抗氧化的功效，能清除體內自由基，除了增添香味、顏色以外，還對人體有益處。

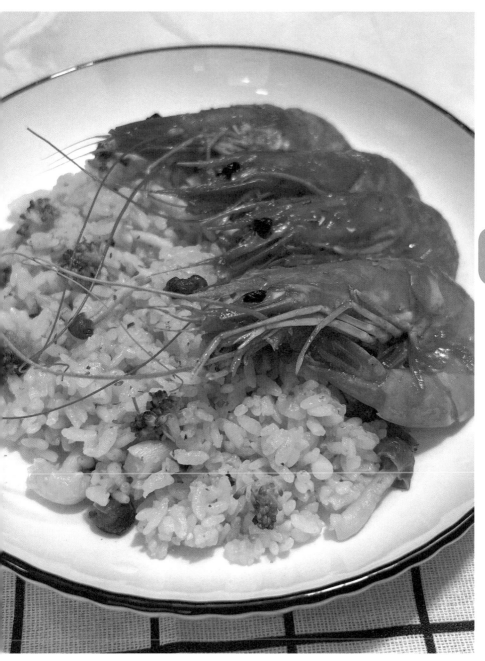

雞肉沙拉義大利麵

麵·料理

一人份　🕐 料理時間 20 分鐘

〔食材〕

雞胸肉…30克
義大利造型麵…40克
綜合萵苣…100克
小番茄…10克
無調味綜合堅果…15克
乳酪塊…35克

〔調味料〕

橄欖油…1茶匙
檸檬…1/4顆
鹽…適量
義式香料…適量
黑胡椒…適量
紅椒粉…適量
起司粉…適量

〔作法〕

1　雞胸肉用鹽、黑胡椒醃製十五分鐘。

2　萵苣洗淨切小段、小番茄洗淨切半備用。

3　雞胸肉煮熟，切小塊，撒上紅椒粉備用。

4　造型麵滾水燙熟，沖冷水備用。

5　煮好造型麵瀝乾後加入雞肉塊、萵苣、小番茄拌勻，再以橄欖油、檸檬汁、鹽、黑胡椒、義式香料調味，最後加入乳酪塊、堅果、起司粉拌勻即可。

熱量	碳水化合物	蛋白質	脂肪	膳食纖維
445.3 大卡	36.7 公克	22.1 公克	24.3 公克	3.5 公克

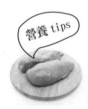

營養 tips

雞胸肉為低脂蛋白質是減脂者的好選擇，義大利麵相較白麵條升糖指數低，能穩定血糖，再搭配多種萵苣、小番茄等蔬果，攝取到不同的植化素，能抗氧化；乳酪含有蛋白質及鈣質，有助於維持骨質健康，且乳酪因發酵過，乳糖較鮮乳低，乳糖不耐者也可以吃，這道料理簡單快速又清爽，很適合夏天吃。

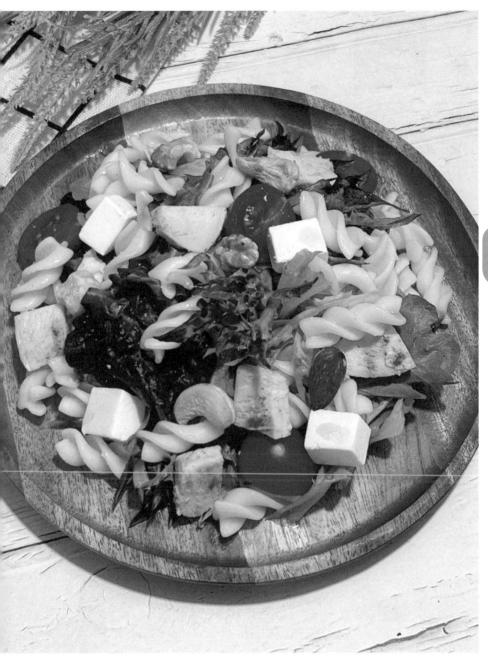

豆漿蕎麥冷麵

一人份　🕐 料理時間 20 分鐘

〔食材〕

無糖豆漿…400 毫升
雞蛋…1 顆
蕎麥麵（乾）…40 克
小黃瓜…20 克
紅蘿蔔…20 克
大番茄…30 克
杏鮑菇…100 克

〔調味料〕

白芝麻（熟）…1 /2 茶匙
花生粉…1 /2 茶匙
鹽…適量

〔作法〕

1　無糖豆漿、花生粉、白芝麻、鹽打成汁備用。

2　食材洗淨，小黃瓜、紅蘿蔔切絲、大番茄、杏鮑菇切片備用。

3　蕎麥麵滾水燙熟，沖冷水備用。

4　將杏鮑菇、小黃瓜、紅蘿蔔燙熟撈起，雞蛋煮熟切半備用。

5　打好的豆漿倒入碗內，加入蕎麥麵、小黃瓜、紅蘿蔔、大番茄、杏鮑菇，放上水煮蛋即可。

熱量	碳水化合物	蛋白質	脂肪	膳食纖維
447.6 大卡	45.3 公克	31.4 公克	16.4 公克	11.4 公克

營養 tips

茹素者可以選擇這道食譜（蛋素），豆漿屬於植物性蛋白質、低飽和脂肪酸，不只能當作一般飲品，也可以入菜，雞蛋含蛋白質、卵磷脂、類胡蘿蔔素、葉黃素，有助於視力保健、抗氧化，過去吃雞蛋會擔心膽固醇的問題，但實際上膽固醇主要為人體製造，少部分為飲食中攝取過多飽和脂肪酸、反式脂肪酸有關，所以雞蛋是可以適量食用的。

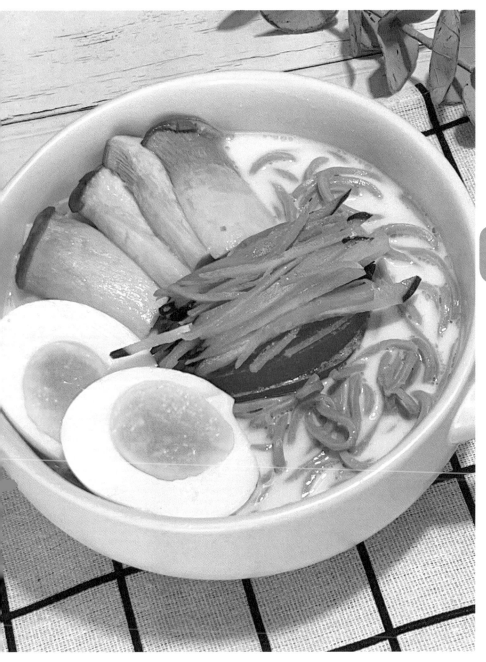

豆腐豬肉冬粉湯

一人份　🕐 料理時間 30 鐘

〔食材〕

冬粉（乾）1把…30克
豬里肌肉…70克
豆腐…40克
高麗菜…100克
小白菜…50克
紅蘿蔔…10克
薑…10克
蔥…適量

〔調味料〕

芥花油…2茶匙
薄鹽醬油…適量
鹽…適量
白胡椒…適量

〔作法〕

1 冬粉泡軟備用。

2 食材洗淨，高麗菜、小白菜洗淨切段，紅蘿蔔切絲，豆腐切塊，豬里肌肉切片、薑切片，蔥切成蔥花備用。

3 起鍋熱油，豆腐煎熟取出備用。

4 熱油鍋，加入薑片爆香，放入紅蘿蔔絲炒熟，再放入肉片、高麗菜、小白菜，加水蓋過食材，放入冬粉煮熟。

5 最後以薄鹽醬油、鹽、白胡椒調味，擺上豆腐，撒上蔥花即可。

熱量	碳水化合物	蛋白質	脂肪	膳食纖維
406.8 大卡	34.2 公克	18.6 公克	21.8 公克	2.9 公克

營養 tips

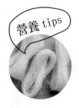

近幾年，冬粉流行於瘦身料理中，因冬粉吸水率高、含膳食纖維、升糖指數比白麵條低，食用後有飽足感且低熱量。高麗菜、小白菜、紅蘿蔔等蔬菜類含膳食纖維，且不同顏色的蔬菜含不同植化素、營養素，具飽足感，也能減少自由基對身體的傷害，是道營養穩糖又很有飽足感的菜餚。

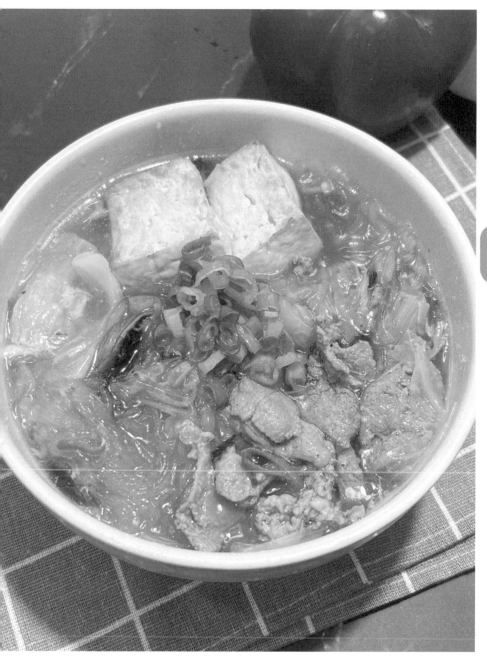

番茄鮭魚義大利麵

一人份　🕒 料理時間 30 分鐘

〔食材〕

義大利麵…50克
鮭魚…70克
大番茄…200克
綠花椰菜…20克
小番茄…10克
洋蔥…10克
蒜頭…5克

〔調味料〕

橄欖油…2茶匙
番茄糊…1/2茶匙
鹽…適量
黑胡椒…適量
義式香料…適量
起司粉…適量

〔作法〕

1　鮭魚撒上鹽、黑胡椒醃製十五分鐘備用。

2　食材洗淨，綠花椰菜切成小朵，洋蔥、蒜頭切碎、小番茄切半備用。

3　大番茄畫十字燙過脫皮，打成泥備用。

4　將義大利麵、花椰菜煮熟撈起備用。

5　起鍋熱油，將鮭魚煎熟起鍋備用。

6　熱油鍋，放入蒜頭、洋蔥，加入番茄泥、番茄糊，以鹽、黑胡椒、義式香料調味，燉煮到稠狀。

7　再加入義大利麵、花椰菜、小番茄拌勻盛盤。

8　最後擺上鮭魚，撒上起司粉即可。

熱量	碳水化合物	蛋白質	脂肪	膳食纖維
434.6 大卡	48.5 公克	26.8 公克	15.1 公克	4.2 公克

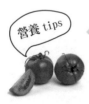

營養 tips

番茄為容易入菜的紅色蔬果之一，含有茄紅素、β胡蘿蔔素、膳食纖維，菜餚中添加油脂，可以促進茄紅素的吸收，有助抗氧化。鮭魚能攝取到優質蛋白質、omega-3（EPA、DHA），幫助調整omega-3／omega-6脂肪酸的比例，有助抗發炎。義大利麵的升糖指數比白麵條低，此道料理的熱量、醣分、油脂、鈉含量，比市售義大利麵低。

選食：營養師的一日三餐減醣餐盤

224

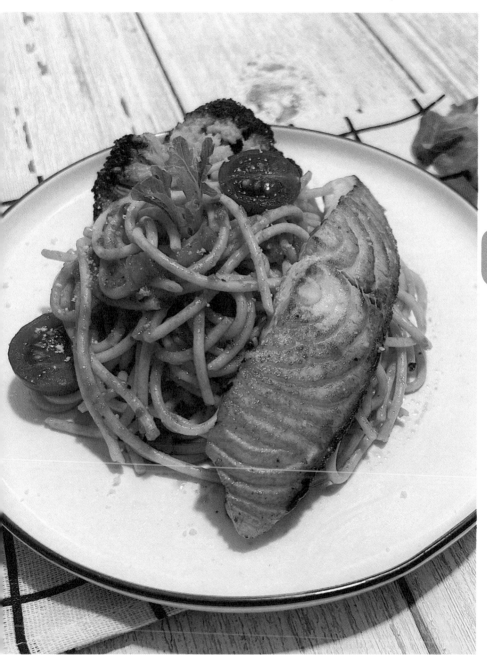

涼拌鮮蝦蒟蒻麵

一人份 ⏱ 料理時間 20 分鐘

〔食材〕

大草蝦…100 克
蒟蒻麵…200 克
蘿美萵苣…20 克
小黃瓜…40 克
杏鮑菇…40 克
紅椒…40 克
黃椒…40 克
堅果…15 克
蒜頭…5 克

〔調味料〕

檸檬汁…1 湯匙
魚露…1/2 湯匙
蜂蜜…1 茶匙

〔作法〕

1　食材洗淨，小黃瓜、杏鮑菇、紅黃甜椒切絲後，燙熟備用，蒜頭切末備用。

2　草蝦洗淨剝殼煎熟備用。

3　蒟蒻麵滾水燙過備用，堅果壓碎備用。

4　將醬汁（檸檬汁、魚露、蜂蜜、蒜末）攪拌備用。

5　將蒟蒻麵放在盤子上，放上生菜、小黃瓜、杏鮑菇、紅黃甜椒、草蝦，淋上醬汁，撒上堅果即可。

熱量	碳水化合物	蛋白質	脂肪	膳食纖維
249.3 大卡	39.3 公克	18.2 公克	7.5 公克	23.6 公克

營養 tips

蒟蒻製作成的麵條，維持麵體的嚼勁，本身熱量低、膳食纖維高，也有飽足感，是減重、減醣者的愛好食材。紅黃甜椒含豐富維生素A、C、膳食纖維，能清除身體中的自由基。堅果含多元不飽和脂肪酸、維生素E，幫助平衡油脂，減少發炎反應。

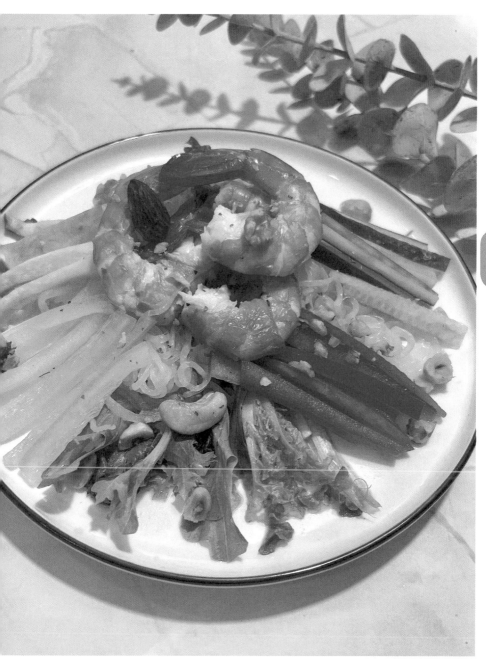

食物代換法，吃得多樣化

各類食物提供的營養素不盡相同，應該要多樣化的選擇，可以參考衛生福利部國民健康署公版的食物代換表，輕鬆代換六大類食物，也能吃得更多元化，達到健康飲食的目的。

食物代換表

品名	蛋白質（公克）	脂肪（公克）	醣類（公克）	熱量（大卡）
乳品類（全脂）	8	8	12	150
乳品類（低脂）	8	4	12	120
乳品類（脫脂）	8	+	12	80
豆魚蛋肉類（低脂）	7	3	+	55
豆魚蛋肉類（中脂）	7	5	+	75
豆魚蛋肉類（高脂）	7	10	+	120
全穀雜糧類	2	+	15	70
蔬菜類	1		5	25
水果類	+		15	60
油脂與堅果種子類		5		45

※ ＋：代表微量

全穀雜糧類

以下為一份全穀雜糧類的攝取量，皆含有蛋白質二公克，醣類有十五公克，熱量七十大卡。

名稱	分量	可食重（公克）	名稱	分量	可食重（公克）
米類			根莖類		
米、黑米、小米、糯米、糙米、什穀米、胚芽米等	1/8 杯（米杯）	20	馬鈴薯（3個／斤）	1/2個（中）	90
白飯	1/4 碗	40	蕃薯（4個／斤）	1/2個（小）	55
粥（稠）	1/2 碗	125	山藥	1塊	80
芋頭糕		60	芋頭	1/5個（中）	55
蘿蔔糕 6×8×1.5 公分	1塊	50	荸薺	8粒	100
白年糕		30	蓮藕		100
豬血糕		35	雜糧類		
小湯圓（無餡）	約10粒	30	玉米或玉米粒	2/3根	85
麥類			爆米花（不加奶油）	1杯	15
大麥、小麥、蕎麥		20	◎薏仁	1又1/2湯匙	20
麥粉	4湯匙	20	◎蓮子（乾）	40粒	25
麥片	3湯匙	20	栗子（乾）	3粒（大）	20
麵粉	3湯匙	20	菱角	8粒	60
麵條（乾）		20	南瓜		85
麵條（溼）		30	◎豌豆仁		70
麵條（熟）	1/2碗	60	◎皇帝豆		65
拉麵		25			
油麵	1/2碗	45			

名稱	分量	可食重（公克）	名稱	分量	可食重（公克）
鍋燒麵（熟）		60	高蛋白質乾豆類		
◎通心粉（乾）、義大利麵（乾）、全麥		20	◎紅豆、綠豆、花豆（乾）	2湯匙	25
			◎蠶豆（乾）	2湯匙	20
麵線（乾）		25	◎鷹嘴豆（乾）	2湯匙	25
餃子皮	3張	30	其他澱粉製品		
餛飩皮	3～7張	30	＊冬粉（乾）	1/2把	15
春捲皮	1又1/2張	30	＊藕粉	3湯匙	20
饅頭	1/3個（中）	30	＊西谷米（粉圓）	1又1/2湯匙	15
山東饅頭	1/6個	30	＊米苔目（溼）		50
吐司、全麥吐司	1/2～1/3片	30	＊米粉（乾）		20
餐包	1個（小）	30	＊米粉（溼）	1/2碗	30～50
漢堡麵包	1/2個	25	芋圓、地瓜圓（冷凍）		30
△菠蘿麵包（＋1茶匙油）	1/3個（小）	30	河粉（溼）		25
△奶酥麵包（＋1茶匙油）	1/3個（小）	30	越南春捲皮（乾）		20
蘇打餅乾	3片	20	蛋餅皮、蔥油餅皮（冷凍）		35
			△燒餅（＋1/2茶匙油）	1/4個	20
			△油條（＋3茶匙油）	2/3根	40
			◎甜不辣		70

※ ＊表示蛋白質較其他主食為低，飲食需限制蛋白質時可多利用；每份蛋白質含量（公克）：冬粉0.02、藕粉0.02、西谷米0.02、米苔目0.3、米粉0.1、蒟蒻0.1。

※ ◎表示蛋白量較其他主食為高。每份蛋白質含量（公克）：通心粉2.5、義大利麵2.7、甜不辣8.8、薏仁2.8、蓮子4.8、豌豆仁5.4、紅豆5.1、綠豆5.4、花豆5.3、蠶豆2.7、鷹嘴豆4.7、皇帝豆5.1。

※ △表示菠蘿麵包、奶酥麵包、燒餅、油條等油脂含量較高。

水果類

以下為一份水果類的攝取量，含有醣類十五公克，熱量六十大卡。

	食物名稱	分量	可食量（公克）		食物名稱	分量	可食量（公克）
柑橘類	柳丁（4個／斤）	1個	130	棗類	紅棗	10個	25
	香吉士	1個	130		黑棗	9個	25
	椪柑（3個／斤）	1個	150		綠棗	2個	130
	桶柑（4個／斤）	1個	155	柿類	柿餅	3/4個	33
	*白柚	2片	165		紅柿（6個／斤）	3/4個	100
	葡萄柚	3/4個	165	其他	榴槤	1/4瓣	45
蘋果類	青龍蘋果	小1個	115		*釋迦（3個／斤）	1/2個	60
	五爪蘋果	小1個	125		*香蕉（3根／斤）	大的1/2根 小的1根	70
	富士蘋果	小1個	130		櫻桃	9個	80
瓜類	**哈密瓜	1/4個	150		紅毛丹		80
	*木瓜（1個／斤）	1/3個	150		山竹（7個／斤）	5個	84
	**香瓜（美濃）	2/3個	165		葡萄	13個	85
	*紅西瓜	1片	180		*龍眼	13個	90
	黃西瓜	1/3個	195		荔枝（30個／斤）	9個	100
芒果類	金煌芒果	1片	105		火龍果		110
	愛文芒果	1又1/2片	150		*奇異果（6個／斤）	1又1/2個	105
芭樂類	*葫蘆芭樂	1個	155		鳳梨（4斤／個）	1/10片	110
	*土芭樂	1個	155		百香果（6個／斤）	2個	140
	*泰國芭樂（1個／斤）	1/3個	160		枇杷		155
梨類	西洋梨	1個	105		*草莓	小16個	160
	粗梨	小1個	120		蓮霧（6個／斤）	2個	165
	水梨	3/4個	145		楊桃（2個／斤）	3/4個	170
桃類	仙桃	1個	50		*聖女番茄	23個	220
	水蜜桃（4個／斤）	小1個	145	#果乾類	椰棗		20
	*玫瑰桃	1個	145		芭樂乾、鳳梨乾、芒果乾		20
	**桃子	1個	220		無花果乾		20
李類	黑棗梅（12個／斤）	3個	110		*蔓越莓乾、葡萄乾		20
	加州李（4個／斤）	小1個	120		龍眼乾		22
	李子（14個／斤）	4個	145		黑棗梅乾		25

※ *表示每份水果含鉀量二百～三百九十九毫克；**表示每份水果含鉀量≥四百毫克。
※ #果乾類含添加糖。

乳品類

以下為一份乳品的**攝取量**，皆含有蛋白質八公克，醣類十二公克，「全脂」脂肪八公克，熱量一百五十大卡。「低脂」脂肪四公克，熱量一百二十大卡。「脫脂」熱量八十大卡。

「全脂」：每份含蛋白質 8 公克，醣類有 12 公克，脂肪 8 公克，熱量 150 大卡					
食物名稱	分量	可食重	食物名稱	分量	可食重
全脂鮮乳	1 杯	240 毫升	*起司片	2 片	45 公克
全脂奶粉	4 湯匙	30 公克	*乳酪絲		35 公克
「低脂」：每份含蛋白質 8 公克，醣類有 12 公克，脂肪 4 公克，熱量 120 大卡					
食物名稱	分量	可食重	食物名稱	分量	可食重
低脂鮮乳	1 杯	240 毫升	優酪乳（無糖）	1 杯	240 毫升
低脂奶粉	3 湯匙	25 公克	優格（無糖）	3/4 杯	210 公克
「脫脂」：每份含蛋白質 8 公克，醣類有 12 公克，熱量 80 大卡					
食物名稱	份量	可食重	食物名稱	分量	可食重
脫脂鮮乳	1 杯	240 毫升	脫脂奶粉	2.5 湯匙	20 公克

※ *表示醣類含量較其他乳製品為低，每份醣類含量（公克）：起司片 2.9、乳酪絲 2.1。

豆魚蛋肉類

以下為一份豆魚蛋肉類的**攝取量**，皆含有蛋白質七公克，依照脂肪高低分為「低脂」脂肪含量三公克以下，

項目	食物名稱	可食生重（公克）	項目	食物名稱	可食生重（公克）
*海鮮	◎蝦米	15	豆類及其製品	黃豆（＋5公克碳水化合物）	20
	◎小魚干	10		黑豆（＋10公克碳水化合物）	25
	◎蝦皮	20		毛豆（＋5公克碳水化合物）	50
	鰹魚、鮪魚	30		豆包	30
	一般魚類	35		乾絲	40
	白鯧	40		臭豆腐	50
	蝦仁	50		無糖豆漿	190 毫升
	◎◎小卷（鹹）	35		麵腸	35
	◎花枝	60		麵丸	40
	◎◎章魚	55		#烤麩	35
	△魚丸（不包肉）（＋10公克碳水化合物）	55	家禽	雞里肉、雞胸肉	30
	牡蠣	65		雞腿	40
	文蛤	160	內臟	牛肚	50
	白海參	100		◎雞胗	40
蛋	雞蛋白	60		豬心	45
家畜	豬大里肌（瘦豬前、後腿肉）	35		◎豬肝	30
	牛腱	35		◎◎雞肝	40
	△牛肉乾（＋5公克碳水化合物）	20		◎膽肝	20
	△豬肉乾（＋5公克碳水化合物）	15		◎◎豬腎	45
	△火腿（＋5公克碳水化合物）	45		◎◎豬血	110

※ ＊表示海鮮脂肪量以一公克以下計算。
※ △表示含碳水化合物成分，熱量較其他食物為高。
※ ◎表示每份膽固醇含量五十～九十九毫克。
※ ◎◎表示每份膽固醇含量≧一百毫克。
※ #資料來源：中國預防醫學科學院、營養與食品衛生研究所編註之食物成分表。

「低脂」每份含蛋白質7公克，脂肪含3公克以下，熱量為55大卡

熱量為五十五大卡。「中脂」脂肪含量五公克，熱量為七十五大卡。「高脂」脂肪含量十公克，熱量為一百二十～一百三十五大卡，甚至更高，建議控制攝取量。

「中脂」每份含蛋白質7公克，脂肪含5公克，熱量為75大卡					
項目	食物名稱	可食生重（公克）	項目	食物名稱	可食生重（公克）
海鮮	虱目魚、烏魚、肉鯽、鹹鰮魚、鮭魚	35	豆類及其製品	△豆枝（＋5公克油脂，＋30公克碳水化合物）	60
	△魚肉鬆（＋10公克碳水化合物）	25		百頁結	50
	鱈魚、比目魚	50		油豆腐	55
	△虱目魚丸、花枝丸（＋7公克碳水化合物）	50		豆豉	35
	△旗魚丸、魚丸（包肉）（＋7公克碳水化合物）	60		五香豆乾	35
家畜	豬大排、豬小排	35		小方豆乾	40
	豬後腿肉、豬前腿肉、羊肉、豬腳	35		黃豆乾	70
	△豬肉鬆（＋5公克碳水化合物）、肉脯	20		傳統豆腐	80
	低脂培根	40		嫩豆腐	140（1/2盒）
家禽	雞翅、雞排	40	內臟	豬舌	40
	雞爪	30		豬肚	50
	鴨賞	25		◎◎豬小腸	55
蛋	◎◎雞蛋	55		◎◎豬腦	60

※ △表示含碳水化合物成分，熱量較其他食物為高。
※ ◎◎表示每份膽固醇含量≧一百毫克。

「高脂」每份含蛋白質7公克，脂肪10公克，熱量120大卡					
項目	食物名稱	可食生重（公克）	項目	食物名稱	可食生重（公克）
海鮮	秋刀魚	35	加工製品	素雞	40
家畜	牛肉條	40		素魚	35
	△豬肉酥（＋5公克碳水化合物）	20		百頁豆腐	70
內臟	◎雞心	45		麵筋泡	15

「超高脂」每份含蛋白質7公克，脂肪10公克以上，熱量135大卡以上，應少食用					
項目	食物名稱	可食生重（公克）	項目	食物名稱	可食生重（公克）
家畜	豬蹄膀、牛腩	40	加工製品	香腸、蒜味香腸、五花臘肉	40
	梅花肉	35		熱狗、五花肉	50
	◎◎豬大腸	100		△素肉燥（＋10公克碳水化合物）	65

※ △表示含碳水化合物，熱量較其他食物高。
※ ◎表示每份膽固醇含量五十～九十九毫克。
※ ◎◎表示每份膽固醇含量≧一百毫克。

蔬菜類

　　蔬菜類每份生重（未煮熟前）為一百公克，不管是葉菜類、花菜類、瓜類、蕈菇類都是同等重量，每份提供蛋白質一公克，醣類有五公克，熱量二十五大卡。

■ 蔬菜分類

1.根莖類：胡蘿蔔、白蘿蔔、牛蒡、大頭菜、甜菜根等。

2. **莖菜類**：蘆筍、竹筍、茭白筍等。

3. **葉菜類**：小白菜、菠菜、紅鳳菜、青江菜、芹菜、萵苣等。

4. **十字花科**：綠白花椰菜、甘藍等。

5. **豆莢類**：碗豆莢、四季豆、翼豆、長豆等。

6. **瓜果類**：大黃瓜、小黃瓜、蒲瓜、絲瓜等。

7. **茄果類**：大番茄、茄子、甜椒、辣椒等。

8. **其他**：玉米筍、秋葵等。

9. **蕈菇類**：草菇、香菇、鴻喜菇、美白菇、杏鮑菇、黑白木耳等。

營養師小提醒 ● ●

水果類及蔬菜鉀離子含量較高，有高血鉀患者應注意攝取量。

油脂與堅果種子類

可以用簡單輕鬆的方式計算，大部分堅果種子類一份為一湯匙（十五公克），食用油一份為一茶匙（五公克）。每份提供脂肪五公克，熱量四十五大卡。

項目	食物名稱	可食量（公克）	分量	蛋白質（公克）
堅果類	△瓜子	15	1湯匙	4
	△南瓜子、葵花子	10	1湯匙	2
	△各式花生仁	13	10粒	4
	花生粉	13	2湯匙	4
	△黑（白）芝麻	10	4茶匙	1
	△杏仁果	7	5粒	2
	△腰果	10	5粒	2
	△開心果	10	15粒	2
	△核桃仁	7	2粒	1

項目	食物名稱	可食量（公克）	分量	項目	食物名稱	可食量（公克）	分量
食用油	植物油（大豆油、玉米油、花生油、紅花籽油、葵花油、麻油、椰子油、棕櫚油、橄欖油、芥花油等）	5	1茶匙	其他	△奶油乳酪（cream cheese）	12	2茶匙
	動物油（牛油、豬油、雞油）	5	1茶匙		瑪琪琳、酥油	6	1茶匙
其他	椰漿（＋1.5公克碳水化合物）	30			蛋黃醬	8	1茶匙
	椰奶（＋2公克碳水化合物）	55			△花生醬	9	1茶匙
	＃酪梨（＋3公克碳水化合物）	40	2湯匙（1/6個）		沙拉醬（法國式、義大利式）	10	2茶匙
	△培根	15	1片		鮮奶油	13	1湯匙

※ △表示熱量主要來自脂肪但亦含有少許蛋白質≥一公克。

※ ＃資料來源：Mahan and Raymond（2016）Food & the Nutrition Care Process 14th ed, p.1025。

臺灣美食百百種，小吃更是一大特色，不僅代表傳統飲食型態，更融合當地特有的食材，以下列舉一百種常見外食營養成分分析，參考於中華民國糖尿病衛教學會出版的《臺灣小吃：營養大解析》和《醣類計算食品營養圖鑑》。

臺灣小吃營養成分參考

食物名稱	分量	醣類（公克）	蛋白質（公克）	脂肪（公克）	膳食纖維（公克）	熱量（大卡）
豬腳麵線	1碗	32.7	22.5	16.9		376
蚵仔麵線	1碗	51.1	15.5	16.8		415
大腸麵線	1碗	67.5	12.2	9.8		417
牛肉麵（酸菜）	1碗	88	35.6	51.2	1.2	969
擔仔麵	1碗	47.4	8.9	6.6	0.3	282
肉燥乾麵	1碗	65.2	13.7	13.2	0.8	430
麻醬麵	1碗	60.5	8.1	20	1.2	463
肉羹麵	1碗	47	16.9	12.5	1.2	378
涼麵	1碗	46	6.2	20	1.1	395
炒麵	1碗	89.6	15.3	30.5	1	687
米粉湯	1碗	95.6	1.4	11.8	0.2	490
炒米粉（無肉無菜）	1碗	82.5	1	13.8		453
滷肉飯	1碗	96.8	9.7	7.5		503
牛肉燴飯	1份	102.7	28.5	37.6	5	872
海鮮炒飯	1份	109.2	22.7	17.9	5	694
刈包	1個	46.5	15	28.4	0.1	504
酸辣湯	1碗	16.4	3.1	3.7	0.1	109
餛飩湯	1碗	27.8	12.6	10.5		181

食物名稱	分量	醣類 （公克）	蛋白質 （公克）	脂肪 （公克）	膳食纖維 （公克）	熱量 （大卡）
水餃（高麗菜豬肉）	10顆	34.3	16.3	31.3	0.8	488
鍋貼（高麗菜豬肉）	10顆	89.9	18.2	35	0.5	753
燒賣（鮮肉）	3顆	14.6	9.9	10.2	1.9	190
豬肉餡餅	1個	27.4	7.8	20.2	1	324
牛肉餡餅	1個	23	9.3	9.9	1.2	218
胡椒餅	1個	29.8	11.3	18.5	0.5	333
小籠包	6顆	27.2	11.4	24.4	0.2	378
肉包	1個	52.7	15.1	22.9	0.1	484
菜包	1個	45	9	2.4	1.2	238
傳統飯糰（含油條）	1個	61	11.7	10	2.1	390
高麗菜生煎包	1個	30	8.9	11.3	1.2	259
韭菜盒子	1個	30.4	11.2	17.0	2.2	319
蘿蔔糕	1份	60	8	5	2	325
蛋餅	1份	30	11	12.5	0.5	283
豬肉漢堡	1個	45.5	22.9	22	2.1	483
三明治 （起司豬肉蛋）	1個	36	13.7	12.1	2	312
潤餅（紅糟肉）	1個	40.9	16.1	31.1	3.5	495
鼎邊銼	1碗	42	14.2	9.9	0.4	312
豆簽羹	1碗	54.2	36.9	22.8		418
蝦仁羹	1碗	15.6	27.6	5.3		225
蚵仔煎	1份	58.7	19.7	22.9	0.3	516
肉圓	1個	53.2	6.2	11.9		324
炸天婦羅	1份	20.1	9.7	8.5		194
客家湯圓	1碗	56.2	7.8	11.6	0.5	365
肉粽	1個	49.7	10.4	9.8	0.3	331
筒仔米糕	1份	48.8	5.5	7.1		285
米糕	1碗	59.5	14.8	23.9		515
大腸包小腸	1份	44.2	22.3	35.6		582
豬血糕（含花生粉）	1支	40.7	10.4	3.8		235
草仔粿	1個（100克）	34.5	3.5	4.8		196
炸臭豆腐＋泡菜	1份	22.6	37.4	36.7	1.2	565
炸雞排	1個（160克）	15	30	30		460

其他（日式／義式／火鍋／港式／速食店）營養成分參考：

食物名稱	分量	醣類 （公克）	蛋白質 （公克）	脂肪 （公克）	膳食纖維 （公克）	熱量 （大卡）
豆皮壽司	3個	45	13	10		330
鮭魚握壽司	2貫	16	4	2		116
鮪魚握壽司	2貫	16	4	0.5		86
鮮蝦握壽司	2貫	16	4	0.5		80
蒲燒鰻魚握壽司	2貫	16	4	6		128
海苔壽司（小黃瓜肉鬆）	1份	62	18.9	7.5	3.2	403
味噌湯（無料）	1碗	0.5	1.5	2	0.6	18
夏威夷披薩	1片	34.5	9.1	9.1	2.1	259
肉醬義大利麵	1份	75.5	13.6	12.5	1.6	480
玉米濃湯	1碗	22.5	3	5	1	150
小火鍋（昆布湯底、豬肉、王子麵）	1份	55	29	25	5.5	620
珍珠丸子	3顆	27	9	3		180
冰火菠蘿油	1個	35	3	8		225
蝦仁燒賣	3顆	6	12	3		93
水晶蝦餃	3顆	15	3	6		123
叉燒包	1顆	28.6	5.2	2.6	0.2	159
馬蹄條	3個	12	0	6		90
蔥油餅	1份	62.2	8.1	28.8	0.1	541
芝麻包	1個	29.6	4.4	8.4	0.4	212
芋泥包	1個	30.6	4.2	1.4	0.5	152
豆沙包	1個	31.6	4.4	0.2	0.5	146
麥香魚	1個	36	15	16		338
麥香雞	1個	45	14	17	2	387
雙層牛肉起司堡	1個	35	26	26	1	475
薯條（小）	1份	26.1	3	11.5		220

糕餅點心類營養成分參考：

食物名稱	分量	醣類（公克）	蛋白質（公克）	脂肪（公克）	膳食纖維（公克）	熱量（大卡）
古早味肉餅大餅	1/8 片	26.3	1.8	3.8	0.5	179
鳳梨酥	1 個	21.5	1.4	9.1	0.5	173
綠豆椪	1 個（80克）	27.1	4.8	7.9	1.2	197
蛋黃酥	1 個	26	5.9	17.5	1	289
芋頭酥	1 個（50克）	26	2.4	7.5	1	184
黑糖發糕	1 塊	40.4	3.4	1		185
黑糖米糕	1 塊	30.4	2.1	0.8		138
蒸蛋糕（紅豆）	1 塊（76克）	29.9	5.4	5.7	0.2	190
海綿蛋糕	1 個（47克）	13.2	3.3	6.7		125
蜂蜜蛋糕	1 片	17.5	3.1	9		165
起司蛋糕	1 塊	25	8.5	21.5		323
甜麻糬	2 顆	50	4.5	2.5		241
紅豆車輪餅	1 個	40.4	6.2	4.5	2	226
奶油車輪餅	1 個	22	2	5		143
牛奶牛軋糖	3 塊	23	6.3	10.5		212
蔴粩	1 個	7.9	1.7	4.9		83
花生豆花	1 份	20	7	15	4	245
草莓大福	1 個	25.6	2.6	1.7	0.2	128
蘋果派	1 個	29.3	1.87	14.3	0.2	253
蛋捲冰淇淋	1 個	30.2	4.3	5.2		185
巧克力聖代	1 個	46.2	7	10.8		310
草莓聖代	1 個	46.1	6	8.7		289
草莓奶昔	1 個	62.1	9	8.7		362
巧克力奶昔	1 個	65.5	9.9	9		382
香草奶昔	1 個	59.6	9.3	8.4		352

附錄三　參考資料

■ **前言 高糖危機，現代文明病──糖尿病**

1. 衛生福利部國民健康署
2. 2017-2020年國民營養健康狀況變遷調查
3. Diabetes Care. 2023 Jan 1;46(Suppl 1):S19-S40.

■ **Chapter 1：個人化飲食模式，健康控醣一輩子**

1. 2013-2016年國民營養健康狀況變遷調查
2. Oldways preservation and exchange trust：https://oldwayspt.org/traditional-diets/mediterranean-diet
3. 臺北市社區營養推廣中心亞洲版地中海飲食
4. Atkinson FS, Brand-Miller JC, Foster-Powell K, Buyken AE, Goletzke J. International tables of glycemic index and glycemic load values 2021: a systematic review.
   Am J Clin Nutr. 2021 Nov 8;114(5):1625-1632. doi: 10.1093/ajcn/nqab233.
5. Koh WP, Wang R, Ang LW, Heng D, Yuan JM, Yu MC. Diabetes and risk of hip fracture in the Singapore Chinese Health Study. Diabetes Care. 2010
   Aug;33(8):1766-70. doi: 10.2337/dc10-0067. Epub 2010 May 26.
6. Mohan D, Mente A, Dehghan M, Rangarajan S, O'Donnell M, Hu W, Dagenais G, Wielgosz A, Lear S, Wei L, Diaz R, Avezum A, Lopez-Jaramillo P, Lanas F, Swaminathan S, Kaur M, Vijayakumar K, Mohan V, Gupta R, Szuba A, Iqbal R, Yusuf R, Mohammadifard N, Khatib R, Yusoff K, Gulec S, Rosengren A, Yusufali A, Wentzel-Viljoen E, Chifamba J, Dans A, Alhabib KF, Yeates K, Teo K, Gerstein HC, Yusuf S; PURE, ONTARGET, TRANSCEND, and ORIGIN investigators. Associations of Fish Consumption With Risk of Cardiovascular Disease and Mortality Among Individuals With or Without Vascular Disease From 58 Countries. JAMA Intern
   Med. 2021 May 1;181(5):631-649. doi: 10.1001/jamainternmed.2021.0036. Erratum in: JAMA Intern Med. 2021 May 1;181(5):727.

7. Colberg SR, Sigal RJ, Yardley JE, Riddell MC, Dunstan DW, Dempsey PC, Horton ES, Castorino K, Tate DF. Physical Activity/Exercise and Diabetes: A Position Statement of the American Diabetes Association. Diabetes Care. 2016 Nov;39(11):2065-2079. doi: 10.2337/dc16-1728.

■ Chapter 3：破解常見糖尿病迷思

糖尿病可以執行間歇性斷食嗎？

1. Carter S, Clifton PM, Keogh JB. The effects of intermittent compared to continuous energy restriction on glycaemic control in type 2 diabetes; a pragmatic pilot trial. Diabetes Res Clin Pract. 2016 Dec;122:106-112. doi: 10.1016/j.diabres.2016.10.010. Epub 2016 Oct 19.

2. Carter S, Clifton PM, Keogh JB. The effect of intermittent compared with continuous energy restriction on glycaemic control in patients with type 2 diabetes: 24-month follow-up of a randomised noninferiority trial. Diabetes Res Clin Pract. 2019 May;151:11-19. doi: 10.1016/j.diabres.2019.03.022. Epub 2019 Mar 19.

3. Sundfør TM, Svendsen M, Tonstad S. Effect of intermittent versus continuous energy restriction on weight loss, maintenance and cardiometabolic risk: A randomized 1-year trial. Nutr Metab Cardiovasc Dis. 2018 Jul;28（7）:698-706. doi: 10.1016/j.numecd.2018.03.009. Epub 2018 Mar 29.

糖尿病可以執行生酮飲食嗎？

1. Webster CC, Murphy TE, Larmuth KM, Noakes TD, Smith JA. Diet, Diabetes Status, and Personal Experiences of Individuals with Type 2 diabetes Who Self-Selected and Followed a Low Carbohydrate High Fat diet. Diabetes Metab Syndr Obes. 2019 Dec 5;12:2567-2582. doi: 10.2147/DMSO.S227090.

2. Saslow LR, Mason AE, Kim S, Goldman V, Ploutz-Snyder R, Bayandorian H, Daubenmier J, Hecht FM, Moskowitz JT. An Online Intervention Comparing a Very Low-Carbohydrate Ketogenic Diet and Lifestyle Recommendations Versus a Plate Method Diet in Overweight Individuals With Type 2 Diabetes: A Randomized Controlled Trial. J Med Internet Res. 2017 Feb 13;19（2）:e36. doi: 10.2196/jmir.5806.

3. Tinguely D, Gross J, Kosinski C. Efficacy of Ketogenic Diets on Type 2 Diabetes: a Systematic Review. Curr Diab Rep. 2021 Aug 27;21（9）:32. doi: 10.1007/s11892-021-01399-z.

糖尿病可以執行減醣飲食嗎？

1. Feinman RD, Pogozelski WK, Astrup A, Bernstein RK, Fine EJ, Westman EC, Accurso A, Frassetto L, Gower BA, McFarlane SI, Nielsen JV, Krarup T, Saslow L, Roth KS, Vernon MC, Volek JS, Wilshire GB, Dahlqvist A, Sundberg R, Childers A, Morrison K, Manninen AH, Dashti HM, Wood RJ, Wortman J, Worm N. Dietary carbohydrate restriction as the first approach in diabetes management: critical review and evidence base. Nutrition. 2015 Jan;31（1）:1-13. doi: 10.1016/j.nut.2014.06.011. Epub 2014 Jul 16. Erratum in: Nutrition. 2019 Jun;62:213.

2. Schmidt S, Christensen MB, Serifovski N, Damm-Frydenberg C, Jensen JB, Fløyel T, Størling J, Ranjan A, Nørgaard K. Low versus high carbohydrate diet in type 1 diabetes: A 12-week randomized open-label crossover study. Diabetes Obes Metab. 2019 Jul;21（7）:1680-1688. doi: 10.1111/dom.13725. Epub 2019 Apr 21.

3. Stern L, Iqbal N, Seshadri P, Chicano KL, Daily DA, McGrory J, Williams M, Gracely EJ, Samaha FF. The effects of low-carbohydrate versus conventional weight loss diets in severely obese adults: one-year follow-up of a randomized trial. Ann Intern Med. 2004 May 18;140（10）:778-85. doi: 10.7326/0003-4819-140-10-200405180-00007.

苦瓜胜肽／苦瓜可以降血糖嗎？

1. Hsu PK, Pan FFC, Hsieh CS. mcIRBP-19 of Bitter Melon Peptide Effectively Regulates Diabetes Mellitus（DM）Patients' Blood Sugar Levels. Nutrients. 2020 Apr 28;12（5）:1252. doi: 10.3390/nu12051252.

2. Basch E, Gabardi S, Ulbricht C. Bitter melon（Momordica charantia）: a review of efficacy and safety. Am J Health Syst Pharm. 2003 Feb 15;60（4）:356-9. doi: 10.1093/ajhp/60.4.356.

秋葵水／秋葵能降血糖嗎？

1. Liao Z, Zhang J, Liu B, Yan T, Xu F, Xiao F, Wu B, Bi K, Jia Y. Polysaccharide from Okra（Abelmoschus esculentus（L.）Moench）Improves Antioxidant Capacity via PI3K/AKT Pathways and Nrf2 Translocation in a Type 2 Diabetes Model. Molecules. 2019 May 17;24（10）:1906. doi: 10.3390/molecules24101906.

肉桂對血糖有幫助嗎？

1. Mandal A, Sharma S, Rani R, Ranjan S, Kant R, Mirza A. Impact of Cassia Bark Consumption on Glucose and Lipid Control in Type 2 Diabetes: An Updated Systematic Review and Meta-Analysis. Cureus. 2021 Jul 13;13（7）:e16376. doi: 10.7759/cureus.16376.

2. Careyva B, Greenberg G, Jabbour K, Defenbaugh N, Nashelsky J. Do cinnamon supplements improve glycemic control in adults with T2DM? J Fam Pract. 2020 Jun;69（5）:260;262.

芭樂葉、香椿有益血糖嗎？

1. Luo Y, Peng B, Wei W, Tian X, Wu Z. Antioxidant and Anti-Diabetic Activities of Polysaccharides from Guava Leaves. Molecules. 2019 Apr 5;24（7）:1343. doi: 10.3390/molecules24071343.
2. Liu HW, Huang WC, Yu WJ, Chang SJ. Toona Sinensis ameliorates insulin resistance via AMPK and PPAR γ pathways. Food Funct. 2015 Jun;6（6）:1855-64. doi: 10.1039/c5fo00056d.

蝶豆花可以降血糖嗎？

1. Adisakwattana S, Ruengsamran T, Kampa P, Sompong W. In vitro inhibitory effects of plant-based foods and their combinations on intestinal α-glucosidase and pancreatic α-amylase. BMC Complement Altern Med. 2012 Jul 31;12:110. doi: 10.1186/1472-6882-12-110.
2. Chusak C, Thilavech T, Henry CJ, Adisakwattana S. Acute effect of Clitoria ternatea flower beverage on glycemic response and antioxidant capacity in healthy subjects: a randomized crossover trial. BMC Complement Altern Med. 2018 Jan 8;18（1）:6. doi: 10.1186/s12906-017-2075-7.

糖尿病可以喝雞精嗎？

1. Chang TC, Chen WC, Huang CW, Lin LC, Lin JS, Cheng FY. Anti-fatigue activity of dripped spent hens chicken essence in ICR mice. Anim Biosci. 2023 Feb;36（2）:307-314. doi: 10.5713/ab.22.0172. Epub 2022 Sep 2.
2. Fujimoto K, Fujii K, Kanamori T, Murai K, Tomura T, Tsutsumi R, Teramoto T, Nonaka Y, Sakaue H, Matsuo Y, Murayama N. Randomized, double-blind, crossover, placebo-controlled clinical trial to evaluate the effects of chicken hot water extract on insulin secretion. Eur Rev Med Pharmacol Sci. 2022 Apr;26（7）:2422-2430. doi: 10.26355/eurrev_202204_28476.

雞蛋會增加罹患糖尿病的風險？

1. Wang Y, Li M, Shi Z. Higher egg consumption associated with increased risk of diabetes in Chinese adults - China Health and Nutrition Survey. Br J Nutr. 2021 Jul 14;126（1）:110-117. doi: 10.1017/S0007114520003955. Epub 2020 Oct 8.

2. Wang X, Son M, Meram C, Wu J. Mechanism and Potential of Egg Consumption and Egg Bioactive Components on Type-2 Diabetes. Nutrients. 2019 Feb 8;11 （2）:357. doi: 10.3390/nu11020357.

豬腳、雞爪、木耳補充膠原蛋白不影響血糖？

1. DePhillipo NN, Aman ZS, Kennedy MI, Begley JP, Moatshe G, LaPrade RF. Efficacy of Vitamin C Supplementation on Collagen Synthesis and Oxidative Stress After Musculoskeletal Injuries: A Systematic Review. Orthop J Sports Med. 2018 Oct 25;6 （10）:2325967118804544. doi: 10.1177/2325967118804544.

2. Iwai K, Hasegawa T, Taguchi Y, Morimatsu F, Sato K, Nakamura Y, Higashi A, Kido Y, Nakabo Y, Ohtsuki K. Identification of food-derived collagen peptides in human blood after oral ingestion of gelatin hydrolysates. J Agric Food Chem. 2005 Aug 10;53 （16）:6531-6. doi: 10.1021/jf050206p.

維生素 D 對血糖有益處？

1. Grant WB, Holick MF. Benefits and requirements of vitamin D for optimal health: a review. Altern Med Rev. 2005 Jun;10 （2）:94-111.

2. Samanek AJ, Croager EJ, Gies P, Milne E, Prince R, McMichael AJ, Lucas RM, Slevin T; Skin Cancer Prevention. Estimates of beneficial and harmful sun exposure times during the year for major Australian population centres. Med J Aust. 2006 Apr 3;184 （7）:338-41. doi: 10.5694/j.1326-5377.2006.tb00267.x.

礦物質鉻對血糖有益處？

1. Maret W. Chromium Supplementation in Human Health, Metabolic Syndrome, and Diabetes. Met Ions Life Sci. 2019 Jan 14;19:/books/9783110527872/9783110527872-015/9783110527872-015.xml. doi: 10.1515/9783110527872-015.

代糖對健康有什麼影響？

1. Chazelas E, Debras C, Srour B, Fezeu LK, Julia C, Hercberg S, Deschasaux M, Touvier M. Sugary Drinks, Artificially-Sweetened Beverages, and Cardiovascular Disease in the NutriNet-Santé Cohort. J Am Coll Cardiol. 2020 Nov 3;76 （18）:2175-2177. doi: 10.1016/j.jacc.2020.08.075.

2. Witkowski M, Nemet I, Alamri H, Wilcox J, Gupta N, Nimer N, Haghikia A, Li XS, Wu Y, Saha PP, Demuth I, König M, Steinhagen-Thiessen E, Cajka T, Fiehn O, Landmesser U, Tang WHW, Hazen SL. The artificial sweetener erythritol and

cardiovascular event risk. Nat Med. 2023 Mar;29（3）:710-718. doi: 10.1038/
s41591-023-02223-9. Epub 2023 Feb 27.

3. Nettleton JE, Reimer RA, Shearer J. Reshaping the gut microbiota: Impact of low
calorie sweeteners and the link to insulin resistance? Physiol Behav. 2016 Oct 1;164
（Pt B）:488-493. doi: 10.1016/j.physbeh.2016.04.029. Epub 2016 Apr 15.

4. Ahmad SY, Friel J, Mackay D. The Effects of Non-Nutritive Artificial Sweeteners,
Aspartame and Sucralose, on the Gut Microbiome in Healthy Adults: Secondary
Outcomes of a Randomized Double-Blinded Crossover Clinical Trial. Nutrients.
2020 Nov 6;12（11）:3408. doi: 10.3390/nu12113408.

5. Rogers PJ. The role of low-calorie sweeteners in the prevention and management
of overweight and obesity: evidence v. conjecture. Proc Nutr Soc. 2018 Aug;77
（3）:230-238. doi: 10.1017/S0029665117004049. Epub 2017 Nov 23.

肌少症與糖尿病有關嗎？

1. Chen LK, Woo J, Assantachai P, Auyeung TW, Chou MY, Iijima K, Jang HC,
Kang L, Kim M, Kim S, Kojima T, Kuzuya M, Lee JSW, Lee SY, Lee WJ, Lee Y,
Liang CK, Lim JY, Lim WS, Peng LN, Sugimoto K, Tanaka T, Won CW, Yamada
M, Zhang T, Akishita M, Arai H. Asian Working Group for Sarcopenia: 2019
Consensus Update on Sarcopenia Diagnosis and Treatment. J Am Med Dir Assoc.
2020 Mar;21（3）:300-307.e2. doi: 10.1016/j.jamda.2019.12.012. Epub 2020 Feb
4.

2. Mesinovic J, Zengin A, De Courten B, Ebeling PR, Scott D. Sarcopenia and type 2
diabetes mellitus: a bidirectional relationship. Diabetes Metab Syndr Obes. 2019 Jul
8;12:1057-1072. doi: 10.2147/DMSO.S186600.

尿尿有泡泡？出現糖尿病腎病變要怎麼吃？

1. Yasawardene P, Jayarajah U, De Zoysa I, Seneviratne SL. Mechanisms of star fruit
（Averrhoa carambola）toxicity: A mini-review. Toxicon. 2020 Nov;187:198-202.
doi: 10.1016/j.toxicon.2020.09.010. Epub 2020 Sep 20.

CARE系列 080

選食：營養師的一日三餐減醣餐盤

作　　　者──陳怡婷
副總編輯──邱憶伶
責任編輯──陳映儒
封面設計──楊珮琪
內頁設計──黃鳳君

編輯總監──蘇清霖
董 事 長──趙政岷
出 版 者──時報文化出版企業股份有限公司
　　　　　108019臺北市和平西路三段240號3樓
　　　　　發行專線──(02)2306-6842
　　　　　讀者服務專線──0800-231-705・(02)2304-7103
　　　　　讀者服務傳真──(02)2304-6858
　　　　　郵撥──19344724時報文化出版公司
　　　　　信箱──10899臺北華江橋郵局第99信箱
時報悅讀網──http://www.readingtimes.com.tw
電子郵件信箱──newstudy@readingtimes.com.tw
時報出版愛讀者粉絲團──http://www.facebook.com/readingtimes.2
法律顧問──理律法律事務所 陳長文律師、李念祖律師
印　　　刷──勁達印刷有限公司
初版一刷──2023年9月15日
定　　　價──新臺幣450元
（缺頁或破損的書，請寄回更換）

時報文化出版公司成立於1975年，並於1999年股票上櫃公開發行，
於2008年脫離中時集團非屬旺中，以「尊重智慧與創意的文化事業」為信念。

選食：營養師的一日三餐減醣餐盤/陳怡婷著.
-- 初版. -- 臺北市：時報文化出版企業股份有限公司，
2023.09
　　面；　公分. -- (Care系列；80)
　　ISBN 978-626-374-269-7(平裝)
　　1.CST: 減重 2.CST: 健康飲食 3.CST: 糖尿病
　　4.CST: 食譜

411.3　　　　　　　　　　　　112013811

ISBN 978-626-374-269-7
Printed in Taiwan